BRÛLE-GRAISSE ZÉRO BLABLA

AU MENU

LES 4 COMMANDEMENTS

PRINCIPE N° 1 CONSOMMEZ DES ALIMENTS BRÛLEURS DE GRAISSES

Ce n'est pas un leurre : certains aliments sont capables de brûler une partie des graisses ingérées. Il vous faut donc les consommer, tout en diminuant l'apport en lipides pour éliminer votre graisse de manière plus rapide, plus efficace et plus durable.

PRINCIPE N° 2 CHOISISSEZ DES ALIMENTS PAUVRES EN GRAISSES

Bannissez la charcuterie, les viandes grasses, les produits laitiers entiers, les friandises et autres aliments gorgés de lipides ! Consommez des produits pauvres en graisses et riches en protéines et en acides aminés essentiels.

PRINCIPE N° 3 BAISSEZ VOTRE TAUX DE MAUVAIS CHOLESTÉROL

Régulez votre rapport bon cholestérol/mauvais cholestérol grâce à la consommation des aliments préconisés.

PRINCIPE N° 4 CONSOMMEZ DES ALIMENTS PIÉGEURS DE GRAISSES

Consommez les aliments qui emprisonnent ces vilains lipides cachés et les évacuent avant même qu'ils soient assimilés par l'organisme.

POUR DES RÉSULTATS DURABLES

Vous devrez garder une alimentation saine et équilibrée et une activité sportive régulière en suivant les conseils de cet ouvrage. Considérez ce régime brûle-graisses comme un marche-pied pour obtenir durablement un corps mince et en bonne santé.

- Vous n'aurez pas faim
- Vous n'aurez pas de carence
- Vous ne serez fatigué(e)
- Vous prendrez confiance en vous
- Vous ne reprendrez pas de poids après le régime

PRINCIPE N°1

LES ALIMENTS BRÛLEURS DE GRAISSES SONT VOS ALLIÉS

Certains aliments ont la faculté de détruire une partie des lipides ingérés au cours des repas. Bien sûr, l'effet n'est pas spectaculaire, mais ils permettent tout simplement de diminuer la mise en réserve des graisses.

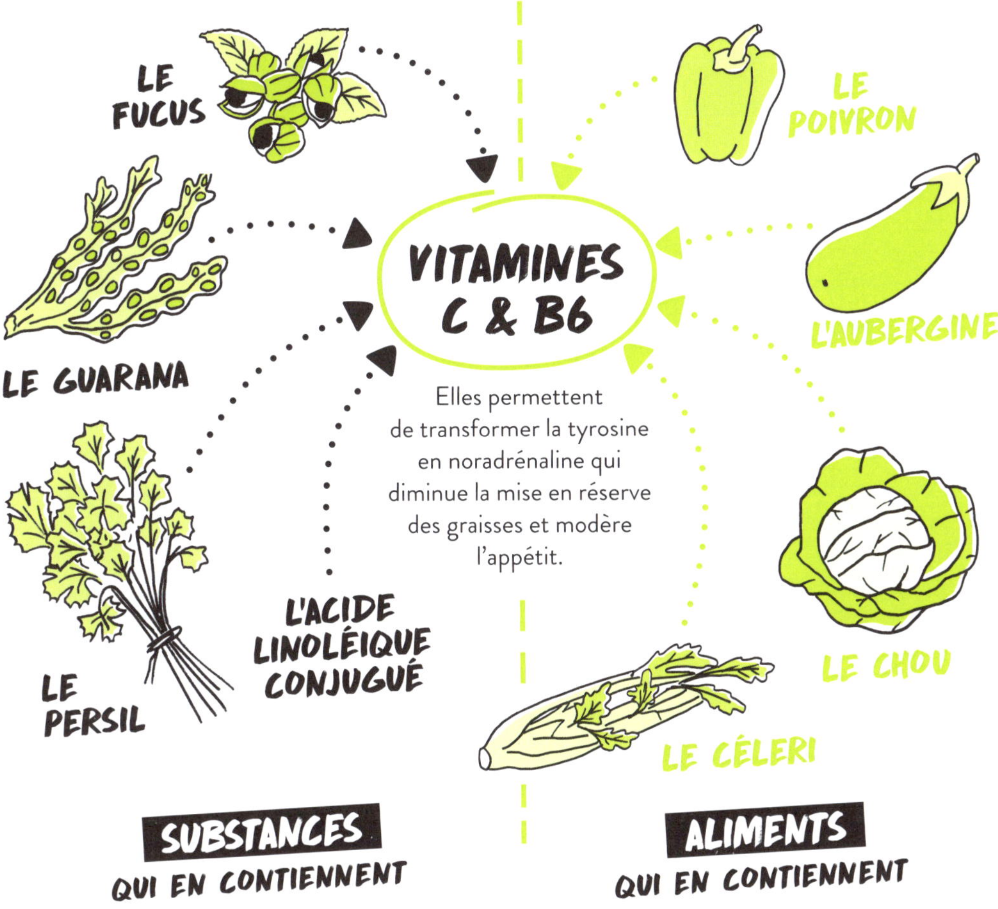

Elles permettent de transformer la tyrosine en noradrénaline qui diminue la mise en réserve des graisses et modère l'appétit.

PRENEZ-VOUS LE CHOU !

Vous ne pourrez plus vous passer de ces 4 aliments ! Riches en fibres alimentaires, en vitamines et minéraux, ils sont indispensables pour perdre du poids tout en gardant une alimentation équilibrée.

LE CHOU

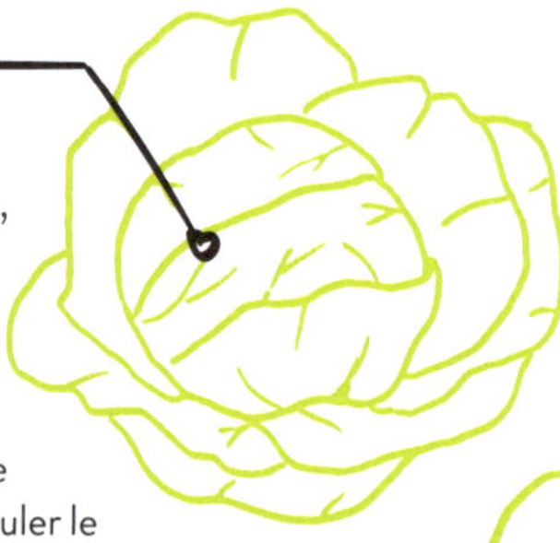

Super aliment par excellence, **le chou** (et les légumes de la même famille : brocoli, chou-fleur...) doit être consommé sans restriction. Il a la vertu de diminuer la mise en réserve des graisses, de réguler le métabolisme du sucre et des graisses, de lutter contre la rétention d'eau, de modérer l'appétit et d'éliminer avant leur assimilation une partie des sucres et des graisses.

LE POIVRON

Le poivron possède des propriétés diurétiques, tonifiantes et anti-infectieuses. Sa consommation permet de diminuer la mise en réserve des graisses, de modérer l'appétit et d'éliminer une partie des sucres et des graisses avant leur assimilation.

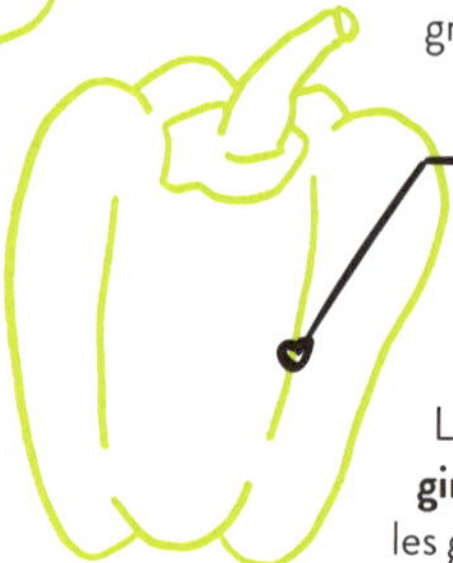

LE CÉLERI

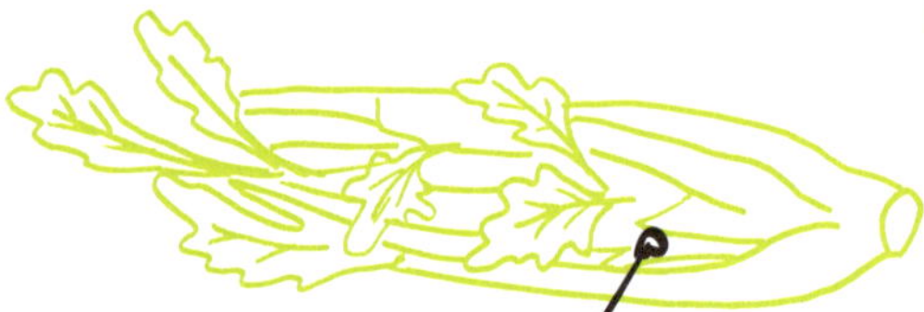

Il détient des propriétés diurétiques, désaltérantes, digestives et laxatives, c'est pourquoi sa consommation est conseillée en cas d'œdèmes, de cellulite, de rétention d'eau. Il agit comme un modérateur d'appétit, fait baisser le taux de mauvais cholestérol, et permet une élimination directe d'une partie des sucres et des graisses dans les selles.

L'AUBERGINE

La vertu essentielle de **l'aubergine** est sa capacité à intercepter les graisses absorbées au cours du repas et à les capturer dans ses fibres, atténuant ainsi le passage des lipides dans le sang. Cuisinez-la avec un filet d'huile d'olive, riche en bons acides gras mono-insaturés qui font baisser le taux de mauvais cholestérol.

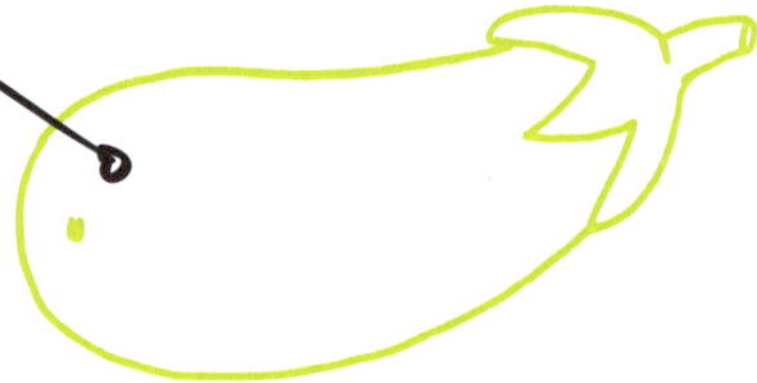

LA RECETTE DU CHOU-FLEUR

CURRY DE HADDOCK

4 personnes · 20 min · 30 min

210 KCAL PAR PERSONNE

- 600 G DE FILETS DE HADDOCK
- 200 G DE CHOU-FLEUR
- 2 POMMES DE TERRE
- 2 OIGNONS
- 2 GOUSSES D'AIL
- 2 VERRES DE BOUILLON DE LÉGUMES
- CURRY
- 1 YAOURT BULGARE MAIGRE
- 1 POIVRON ROUGE

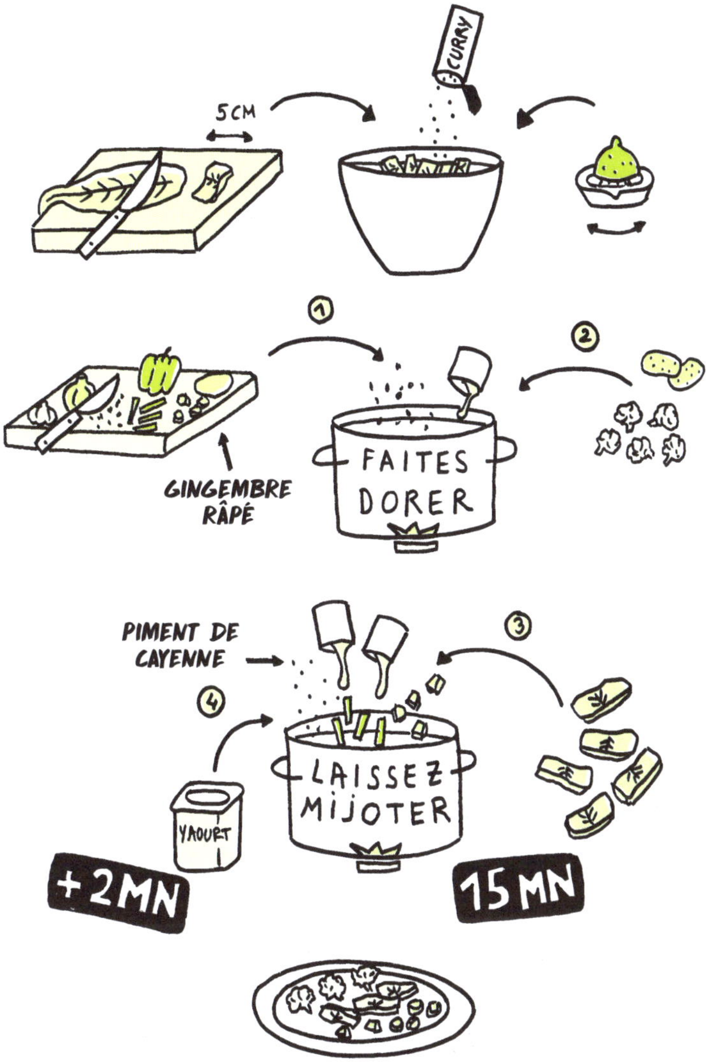

LES COMPLÉMENTS ALIMENTAIRES BRÛLEURS DE GRAISSES

Saupoudrez vos plats de persil frais et prenez des gélules de fucus et de guarana : ces substances contribuent à brûler les graisses pendant votre régime sans pour autant vous priver !

LE PERSIL

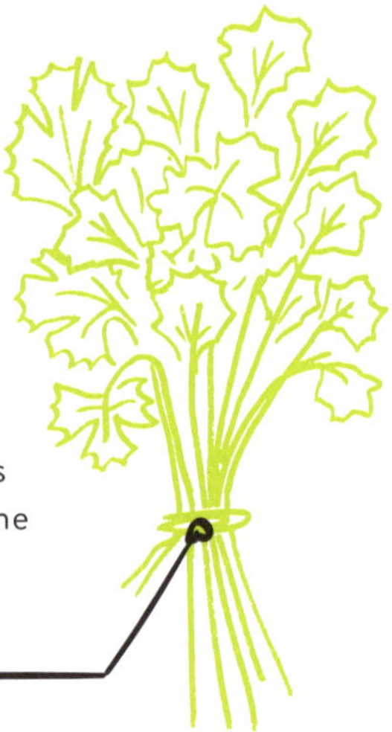

Le persil sera utilisé pour ses vertus diurétiques, dépuratives, détoxicantes et modératrices de l'appétit. Riche en fibres alimentaires, en vitamines et en minéraux, il diminue la mise en réserve des graisses et exerce une action anticellulite.

LE GUARANA

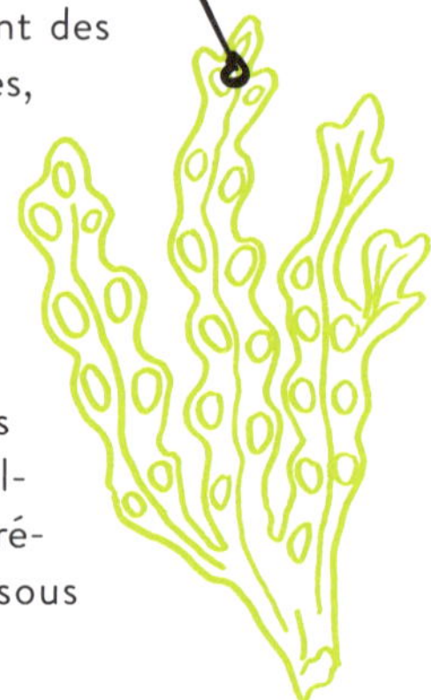

Le guarana est réputé pour sa teneur en caféine, qui lui confère non seulement des propriétés énergisantes, mais également une action amincissante. En effet, la caféine possède des vertus lipolytiques, chassant les graisses installées hors des adipocytes (cellules graisseuses), et diurétiques. Il se trouve sous forme de gélules.

LE FUCUS

Le *Fucus vesiculosus*, goémon ou varech, autrefois utilisé en Europe comme en Chine pour sa richesse en iode, en vitamines et en minéraux, n'a pas usurpé sa réputation de « brûleur de graisses ». Il favorise l'élimination des graisses en agissant sur les glandes endocrines ; les mucilages (fibres) qu'il contient ont la faculté de se gorger d'eau, facilitant le transit intestinal et augmentant la sensation de satiété.

CAKE DE LÉGUMES

4 personnes · 20 min · 45 min · **157 KCAL PAR PERSONNE**

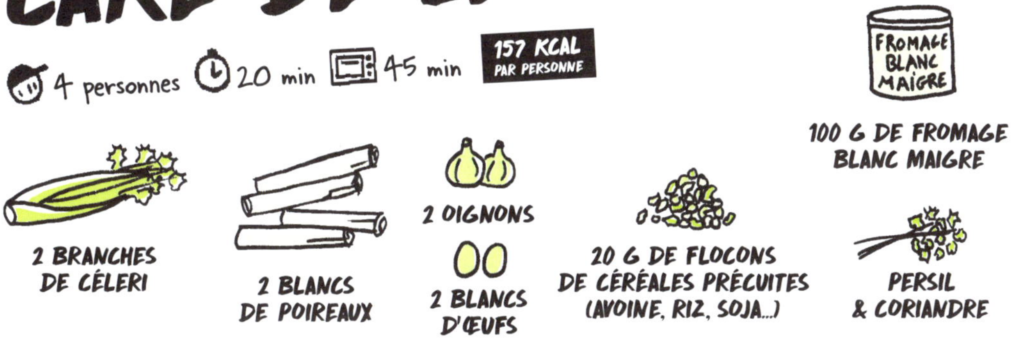

1. **Lavez et épluchez le céleri et les poireaux,** détaillez-les en rondelles. Pelez les oignons ; émincez-les. Dans une poêle, faites-les revenir, en ajoutant un peu d'eau ou de bouillon de légumes si les légumes menacent d'attacher. Versez dans une jatte et ajoutez les flocons de céréales.
2. **Mélangez, et versez le fromage blanc** sans cesser de remuer. Salez, poivrez, ajoutez les 2 blancs d'œufs, la coriandre et le persil haché.
3. **Versez la préparation** dans un moule à cake antiadhésif. Faites cuire à four moyen pendant 45 min. Servez tiède en entrée ou en plat principal accompagné d'une salade verte.

RIZ AUX PETITS LÉGUMES

4 personnes · 20 min · 30 min · **183 KCAL PAR PERSONNE**

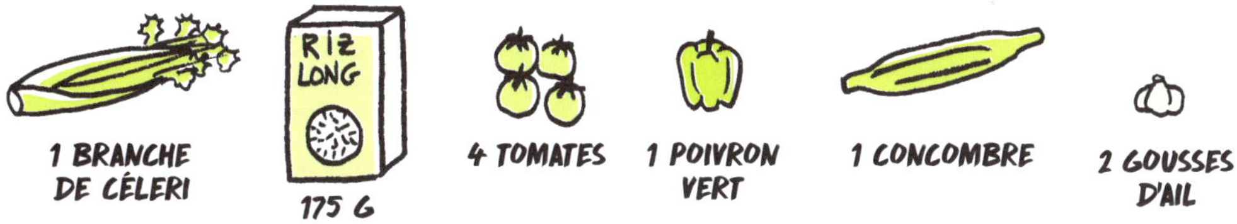
1 BRANCHE DE CÉLERI
RIZ LONG
175 G
4 TOMATES
1 POIVRON VERT
1 CONCOMBRE
2 GOUSSES D'AIL

1. **Faites cuire le riz** selon les instructions figurant sur le paquet. Pendant ce temps, faites revenir 5 min dans une cocotte antiadhésive 2 oignons pelés et hachés, 2 gousses d'ail pelées et écrasées et le poivron pelé, épépiné et détaillé en carrés.
2. **Ajoutez 4 tomates et le concombre** pelés et découpés en petits dés, le céleri haché, la racine de gingembre, le piment de Cayenne, le curry, salez, poivrez. Faites cuire 5 à 10 min et servez.

L'ACIDE LINOLÉIQUE CONJUGUÉ

L'acide linoléique conjugué (ACL) est un acide gras poly-insaturé que le corps ne peut fabriquer et qui doit être obligatoirement apporté par l'alimentation. Naturellement présent dans la viande et les produits laitiers, trop riches en graisses saturées et en calories pour notre régime, l'ACL est recommandé en supplémentation. Il détient de nombreuses propriétés intéressantes.

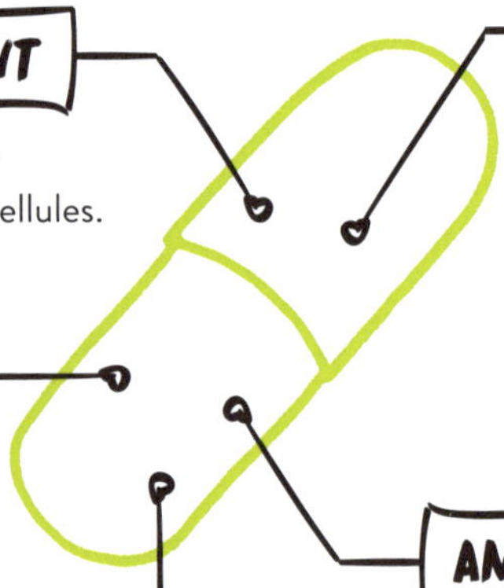

ANTIOXYDANT

il aide à limiter le vieillissement des cellules.

ANTI-ATHÉROGÈNE

il empêche la formation de plaques d'athéromes dans les artères, et réduit le taux de mauvais cholestérol et de triglycérides.

ANTI-CANCÉRIGÈNE

il permettrait d'empêcher l'apparition de certains cancers (sein, peau, poumon, estomac, intestin).

ANTIDIABÉTIQUE

il stabilise le diabète sanguin non insulino-dépendant.

ANABOLISANT

il accroît l'utilisation des graisses de l'organisme, diminuant la masse grasse et augmentant la masse musculaire. De récentes études ont mis en évidence que la prise quotidienne de 3 g d'ACL pendant 12 semaines diminue la teneur corporelle en graisse de 15 à 20 %, passant de 21,3 % en début d'étude à 17 % en fin d'étude.

L'ACL se trouve sous forme de gélules en parapharmacie. Nous recommandons notamment Adi Pill® du laboratoire Nutreov-Physcience®, combinant l'action de l'ACL et du guarana (voir p. 6), à raison de 2 capsules au milieu du petit déjeuner avec un grand verre d'eau.

LA RECETTE AU POIVRON

TOMATES FARCIES DE POIVRONS VERTS

4 personnes · 25 min · 25 min

83 KCAL
PAR PERSONNE

- 4 GROSSES TOMATES
- 2 POIVRONS VERTS
- 2 GOUSSES D'AIL
- 1 PETIT POT DE FROMAGE BLANC MAIGRE
- 2 BLANCS D'ŒUFS
- 1 CITRON
- BASILIC, PERSIL

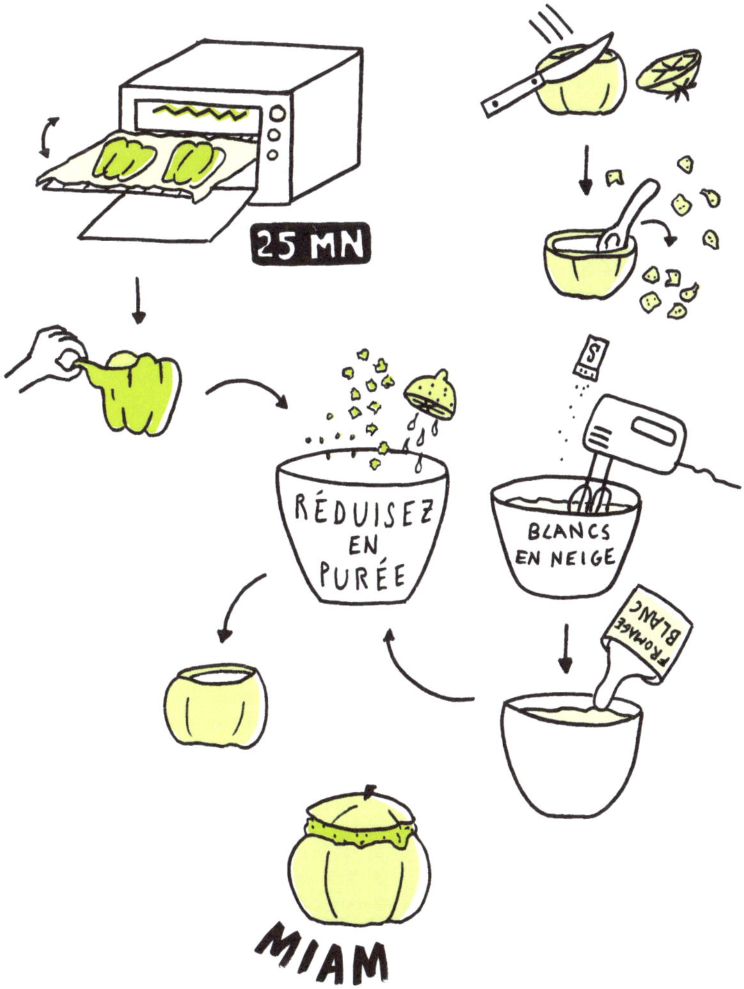

PRINCIPE N°2

ABUSEZ DES ALIMENTS PIÉGEURS DE GRAISSES

Ces aliments, essentiellement les fruits et légumes, les viandes maigres et les poissons, les céréales et légumineuses, qui sont riches en fibres alimentaires, seront vos alliés tout au long de votre régime, et même au-delà !

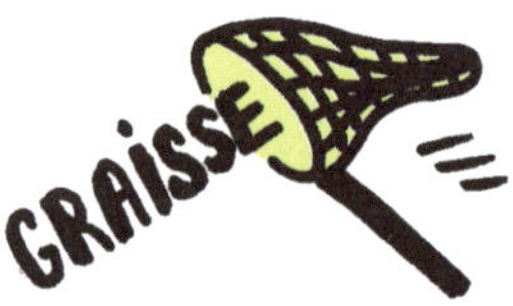

PIÉGEUR DE GRAISSES

Ils ont la capacité de se gorger d'eau dans l'estomac, ce qui en font des alliés exceptionnels : les fibres alimentaires emprisonnent une partie des lipides et des glucides et permettent leur élimination directe dans les selles, avant même qu'ils soient assimilés par l'organisme.

ZÉRO CALORIES

Ils sont moins caloriques, à poids égal, que les aliments équivalents pauvres en fibres ou qui en sont dépourvus. Par exemple, le riz complet est moins calorique que le riz blanc. Même chose pour la semoule de blé complète et la semoule de blé raffiné.

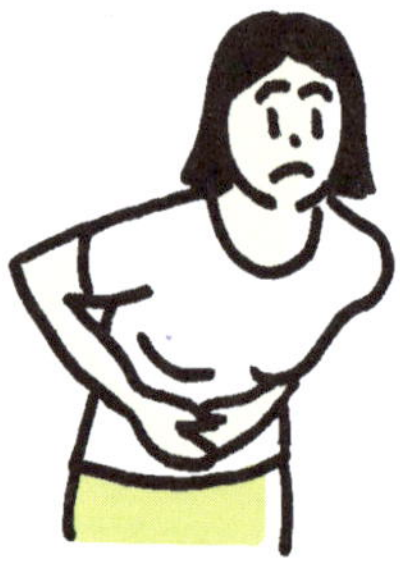

ANTI-CONSTIPATION

Quand on est au régime, des problèmes de constipation peuvent apparaitre. Les fibres alimentaires augmentent et fluidifient le bol fécal, sans apporter de calories indésirables.

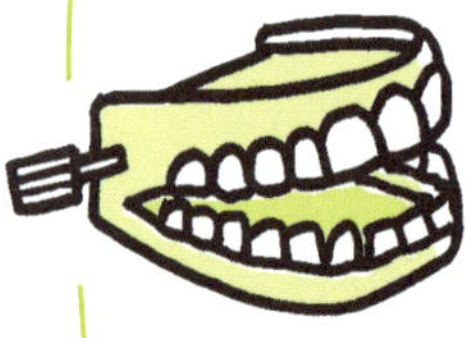

L'EFFORT DE MASTICATION

Ils demandent un effort de mastication. Résultat : comme on mange plus lentement, les aliments restent plus longtemps dans la bouche. Le temps passé à manger est donc plus long, et le sentiment de frustration s'amoindrit.

COUPE-FAIM

Pour diminuer la sensation de faim entre les repas, privilégiez les fibres solubles (comme le son d'avoine, le fucus, l'ispaghul, le konjac).

LA RECETTE 100 % LÉGUMES PIÉGEURS DE GRAISSES

BROCHETTES À LA PROVENÇALE

4 personnes · 15 min · 15 min

83 KCAL PAR PERSONNE

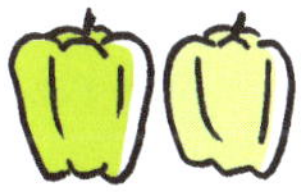

1 POIVRON ROUGE & 1 POIVRON VERT

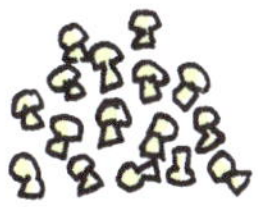

250 G DE CHAMPIGNONS DE PARIS

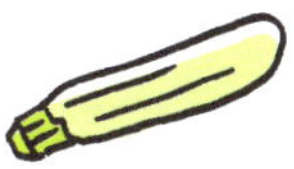

1 COURGETTE

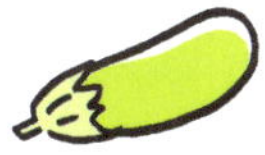

1 AUBERGINE

2 OIGNONS

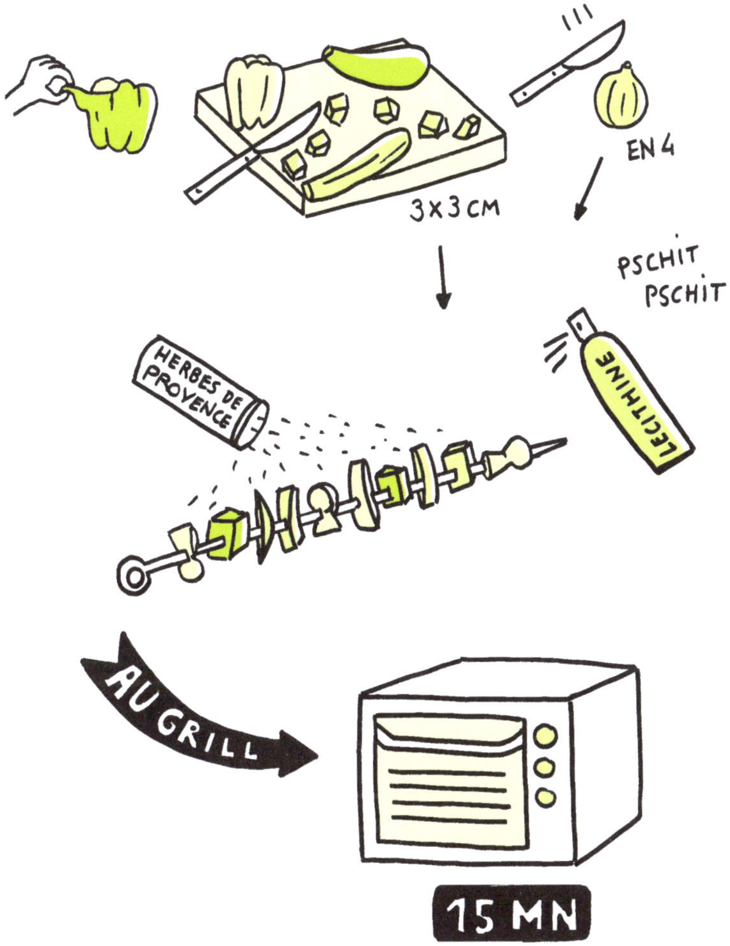

LE CHITOSAN, LE SUPER-PIÉGEUR DE GRAISSES

Le chitosan est une fibre alimentaire naturelle, extraite de l'exosquelette des crustacés. Le chitosan absorbé au cours d'un repas se combine aux graisses ingérées, formant avec elles un gel indigestible qui sera ensuite éliminé naturellement dans les selles.

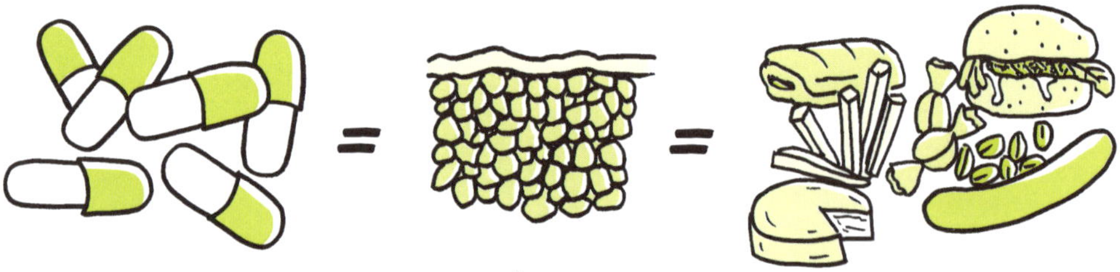

1 G DE CHITOSAN ABSORBÉ

4 À 8 G DE GRAISSE BLOQUÉS

36 À 72 CALORIES ÉCONOMISÉES !

Vous pouvez absorber du chitosan sous forme de gélule. On en trouve en parapharmacie. Nous vous recommandons **les comprimés Chitosan Complex 1000®** des laboratoires Oligocaps®, à raison de 2 comprimés par jour au milieu de repas de midi, à prendre avec un grand verre d'eau.

Comme toutes les fibres alimentaires, **il ne contient pas de calories** ; au contraire, il permet à votre corps de les éliminer !

> piégeur de graisse
> pas de calorie
> pas d'effet secondaire

LES ALIMENTS ANTI-CELLULITE ET CHASSEURS D'EAU

Qui n'a pas de cellulite, ou « peau d'orange » ? Quelle femme n'a pas été victime du fameux syndrome prémenstruel qui fait gonfler de plusieurs kilos à cause de la rétention d'eau ?

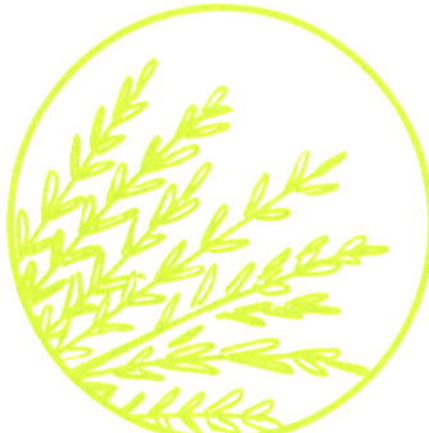

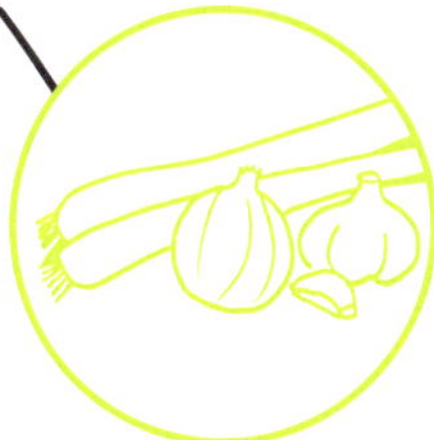

LE POIREAU, L'OIGNON ET L'AIL

Ces trois légumes « anti-eau » seront vos partenaires contre la cellulite et la rétention d'eau ! Leurs propriétés diurétiques, purifiantes et détoxifiantes permettent de chasser l'eau et les toxines.

LE THYM

Saupoudrez vos plats de thym qui contient beaucoup de chrome, de cobalt, de manganèse et de zinc, qui lui permettent de lutter contre la rétention d'eau et d'éliminer la cellulite.

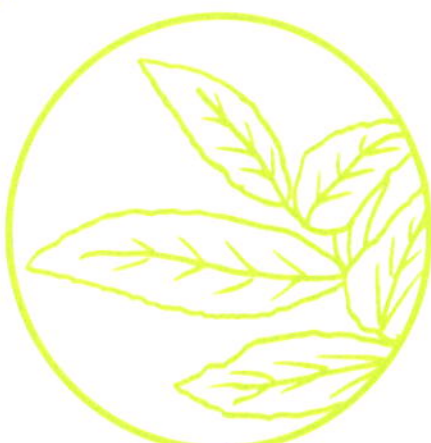

LA TOMATE

Peu calorique et bourrés de vitamines, elle se déguste comme un légume, cru ou cuit. Délicatement aromatisé de sel de céleri, le jus de tomates est particulièrement rafraîchissant. Il détient également des vertus diurétiques, anti-cellulite et laxatives.

LE THÉ VERT

Vous ne pourrez pas vous dispenser de ses puissantes propriétés diurétiques ! Toutefois, il faut le prendre non sucré. Si vous ne pouvez vous concocter vos deux tasses de thé par jour, nous vous conseillons de vous procurer des gélules de thé vert (thé vierge) type Elusanes ® ou Arkogélules ®. La posologie habituellement conseillée est d'une gélule matin, midi et soir, à avaler avec un grand verre d'eau au moment des repas.

L'ANANAS, LE FRUIT MIRACLE

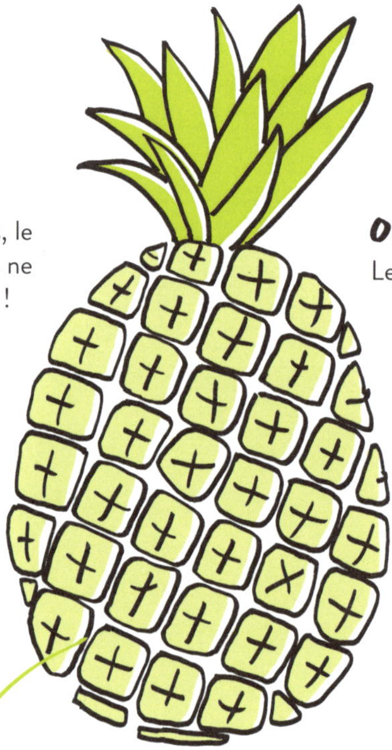

Contrairement aux idées reçues, le fait de vous gaver d'ananas frais ne vous fera pas perdre un gramme ! La broméläïne, cette substance magique qui permet au corps d'éliminer l'eau en excès, est essentiellement contenue dans la tige de ce fruit tropical. C'est pourquoi il vous faudra investir dans des gélules de poudre de tige d'ananas.

OÙ LES TROUVER ?

Les gélules de tige d'ananas sont vendues dans certaines grandes surfaces, en parapharmacie et dans les pharmacies.

COMBIEN EN PRENDRE ?

La posologie conseillée est de 3 gélules par jour, à prendre entre les repas.

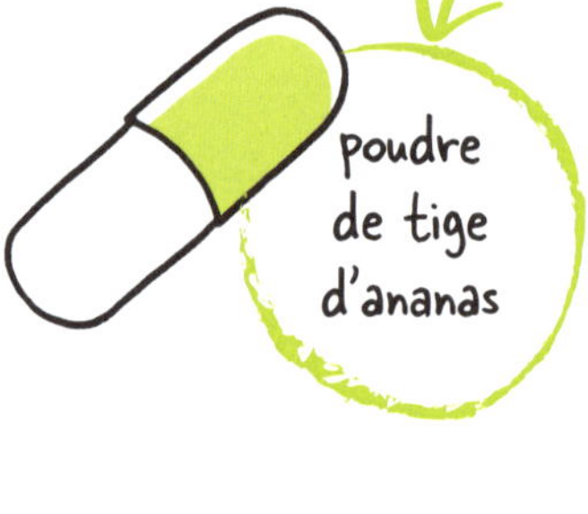

- > résorbe la cellulite
- > diminue les oedèmes
- > facilite la digestion des protéines

PRINCIPE N°3

BACK TO BASICS : LES ALIMENTS PAUVRES EN GRAISSES

Finies les charcuteries, les viandes grasses et les friandises ! Consommez des produits pauvres en graisses mais riches en protéines pour ne faire fondre que la graisse et non les muscles.

PAUVRES EN GRAISSES...

Une chose est sûre : vous ne perdrez pas de poids si vous continuez à vous nourrir de charcuterie, viandes grasses, fromage et de friandises ! Vous devrez consommer des produits pauvres en graisses (fruits, légumes et céréales en sont généralement dénués), mais ils présentent un inconvénient : ils sont généralement pauvres en protéines.

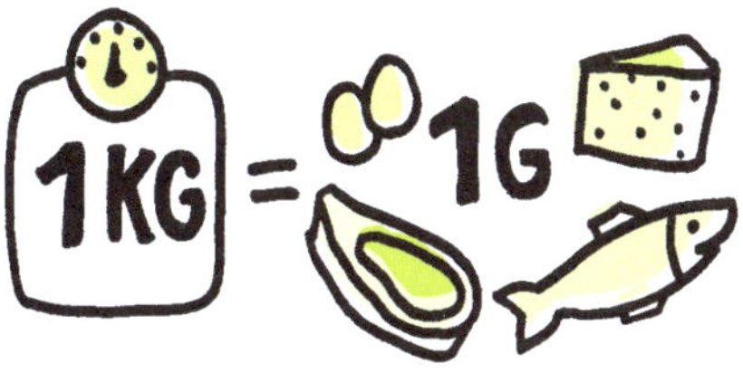

COMBIEN DE PROTÉINES PAR JOUR ?

Votre organisme a besoin, au quotidien, d'un gramme de protéines par jour et par kilo de masse corporelle. Par exemple, si vous pesez 60 kilos, vous devrez absorber obligatoirement chaque jour 60 grammes de protéines. C'est facile à retenir !

LE BLANC D'ŒUF

Consommez de préférence le blanc d'œuf, car le jaune d'œuf est l'aliment le plus riche en cholestérol qui soit.

... MAIS RICHES EN PROTÉINES !

Or, si vous ne consommez pas d'aliments riches en protéines, mais seulement des fruits et des légumes, bien sûr vous perdrez du poids... mais de la masse musculaire, pas de la graisse ! Ces fameuses protéines sont présentes principalement dans les viandes, les poissons, les blancs d'œufs, les produits laitiers, le lait de soja et le tofu.
Mais seuls la viande, le poisson, les blancs d'œufs et le soja contiennent les 8 acides aminés essentiels que le corps ne peut fabriquer et qui doivent être apportés quotidiennement par l'alimentation. Quant aux produits laitiers maigres, leur apport en protéines et en calcium est intéressant, mais ils ne peuvent en aucun cas remplacer les poissons et les viandes maigres.

LES FRUITS ET LÉGUMES : 0 % DE GRAISSE

La plus grande majorité des fruits et des légumes est totalement dénuée de matières grasses. Non seulement ils vous permettront de vous sentir rassasié(e), mais ils vous apporteront également tous les micronutriments indispensables à votre bien-être.

TOP DES FRUITS ET LÉGUMES LES PLUS RICHES EN FIBRES

FIGUES

18,3 g de fibres
0,5 g de graisses

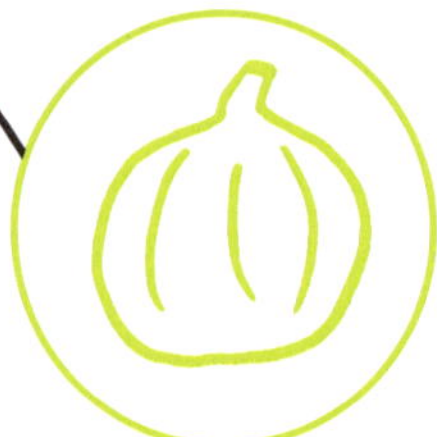

ÉPINARDS

6,2 g de fibres
seulement des traces de graisses

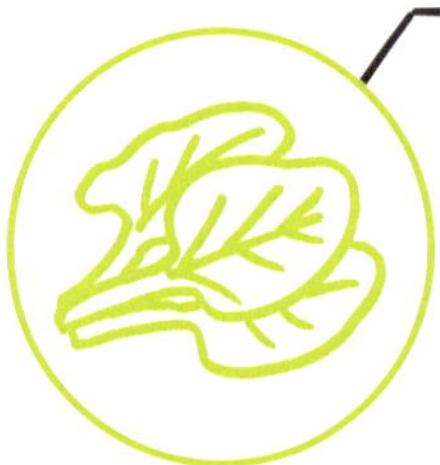

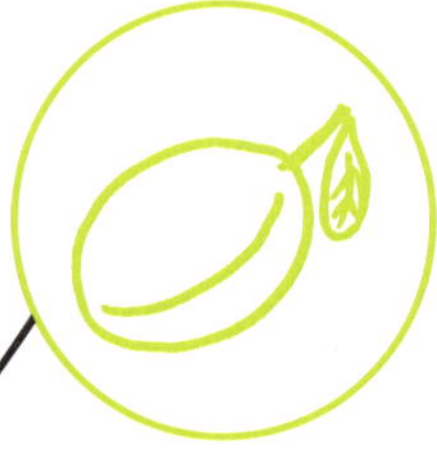

PRUNEAUX

17 g de fibres
0,2 g de graisses

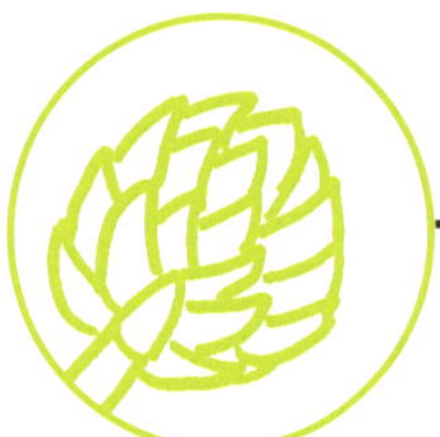

ARTICHAUTS

6 g de fibres
seulement des traces de graisses

FONDS D'ARTICHAUTS AU SAFRAN

4 personnes | 15 min | 20 min | **84 KCAL** PAR PERSONNE

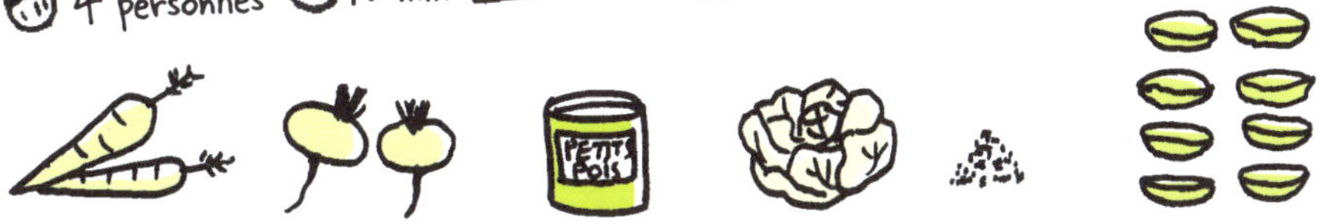

2 CAROTTES | 2 NAVETS | 1/2 BOÎTE DE PETITS POIS | LAITUE | SAFRAN | 8 FONDS D'ARTICHAUTS

1. **Détaillez les carottes et les navets** en petits cubes. Lavez les feuilles de laitue, épluchez-les et essuyez-les soigneusement. Faites revenir le tout dans une cocotte antiadhésive. Salez, poivrez et faites cuire à couvert 20 min environ.
2. **Ajoutez les fonds d'artichauts** détaillés en lamelles, le safran, les petits pois, faites cuire encore 3 min et servez.

CURRY DE LÉGUMES

4 personnes | 25 min | 25 min | **185 KCAL** PAR PERSONNE

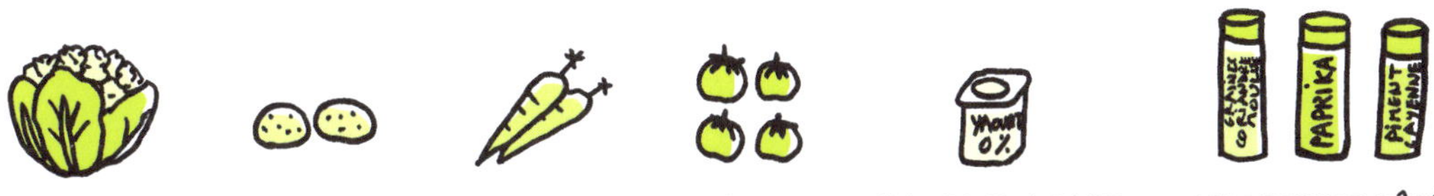

1 CHOU-FLEUR | 2 POMMES DE TERRE | 2 CAROTTES | 4 TOMATES | 1 YAOURT BULGARE MAIGRE | GINGEMBRE RÂPÉ CORIANDRE, PAPRIKA ET PIMENT DE CAYENNE

1. **Faites revenir le chou-fleur,** coupez les pommes de terre et les carottes dans une cocotte. Ajoutez la coriandre, le paprika, le gingembre, l'ail et l'oignon hachés.
2. **Laissez cuire 5 min** en remuant de temps en temps. Ajoutez le piment de Cayenne, le yaourt bulgare, les tomates découpées, salez, poivrez, remuez, et laissez cuire 20 min. Arrosez de jus de citron et servez immédiatement.

LES VIANDES ET LES POISSONS PAUVRES EN GRAISSES

Certaines viandes et poissons ne contiennent qu'une quantité infime de matières grasses mais sont riches en protéines. Combinez ces aliments avec une activité sportive pour augmenter votre précieux capital musculaire. Plus vous êtes musclé(e), plus votre organisme a besoin de brûler les calories absorbées afin d'entretenir votre précieuse masse musculaire.

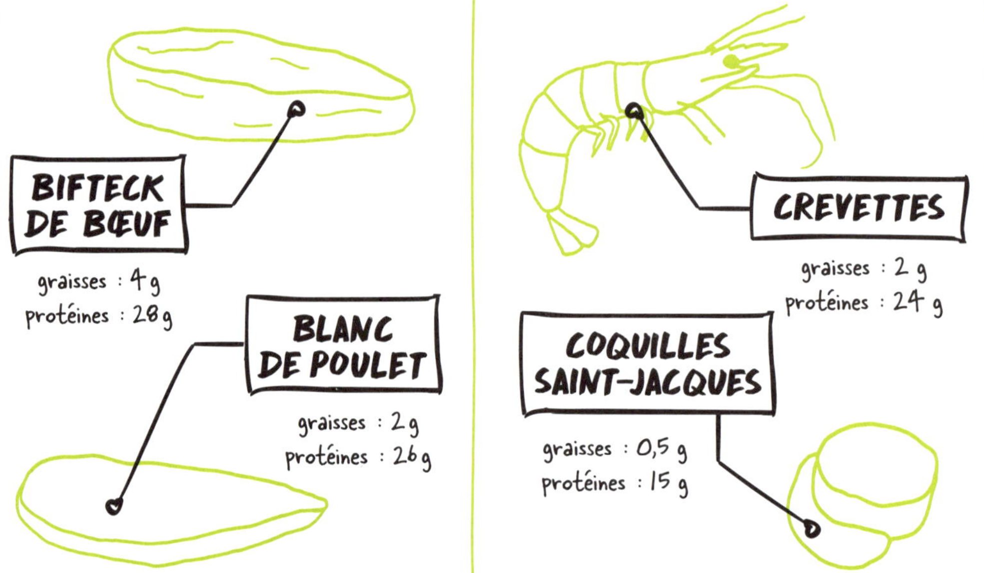

VIANDES

Blanc de dinde • Côtelette de veau • Rosbif
Escalope de dinde • Faisan • Pintade • Tripes
Rognons de mouton • Steak de cheval

POISSONS

Bar (loup de mer) • Cabillaud • Colin
Daurade • Haddock • Merlan • Merlu
Morue fraîche • Moules • Seiche • Surimi

FILETS DE CABILLAUD

4 personnes | 20 min | 1 h 10 | **268 KCAL** PAR PERSONNE

4 FILETS DE CABILLAUD DE 150 G ENVIRON

1 BULBE DE FENOUIL

2 TOMATES

3 GOUSSES D'AIL

3 CITRONS

HERBES DE PROVENCE

1. **Faites mariner les filets de cabillaud** pendant 1 heure dans le jus de 2 citrons, d'ail écrasé et d'herbes de Provence.
2. **Pendant ce temps, hachez le fenouil,** pelez les tomates, mélangez-les dans un bol avec le jus du troisième citron.
3. **Faites griller les filets de cabillaud** bien égouttés pendant 10 min de chaque côté au four position gril en les arrosant de temps en temps avec la marinade. Servez aussitôt, recouvert de la sauce au fenouil.

POTÉE DE MERLU

4 personnes | 20 min | 40 min | **212 KCAL** PAR PERSONNE

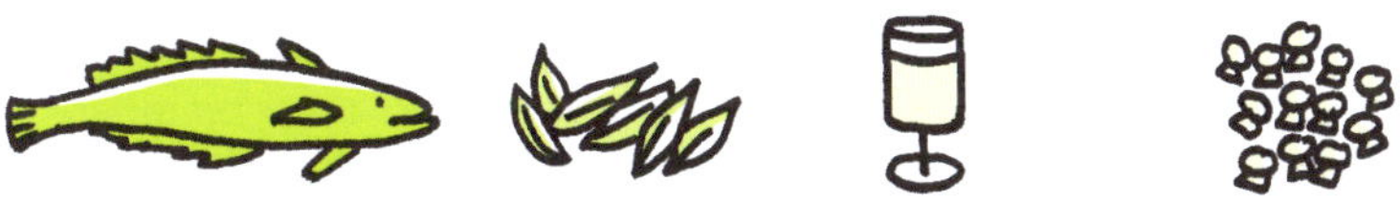

1 OIGNON

600 G DE MERLU

6 ÉCHALOTES

1 VERRE DE VIN BLANC

300 G DE CHAMPIGNONS

2 GOUSSES D'AIL

1. **Découpez le merlu en gros cubes,** faites-les revenir dans une cocotte antiadhésive.
2. **Ajoutez les champignons** coupés en lamelles, les échalotes, l'oignon et les gousses d'ail hachés, et versez le vin blanc. Faites cuire 20 min à couvert, salez, poivrez. Saupoudrez de persil haché et servez aussitôt.

LE BLANC D'ŒUF, L'ASTUCE CULINAIRE

Riche en nutriments et bon pour votre régime, le blanc d'œuf est facile à cuisiner dans toutes sortes de recettes. Que demander de plus ?

POUR 100 G

Graisses : 0 g
Glucides : 0 g
Protéines : 5 g
Calories : 20

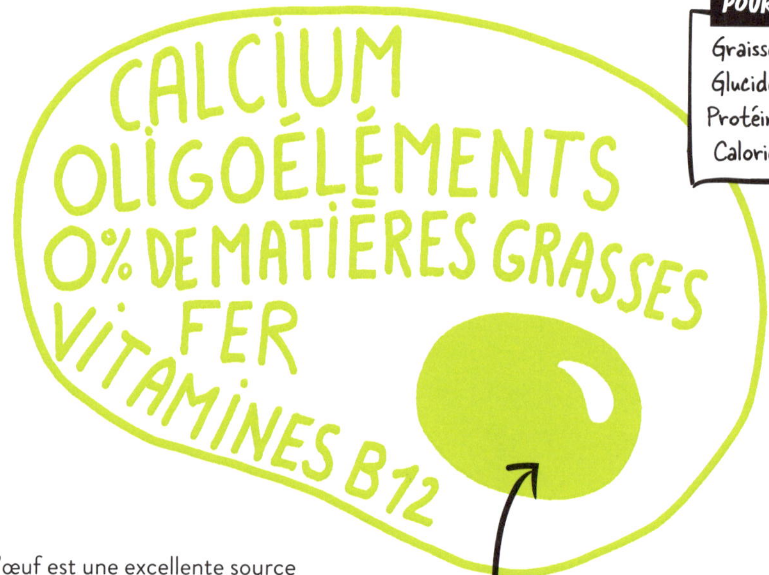

Le blanc d'œuf est une excellente source de protéines, mais aussi de fer, de calcium, de vitamine B12 et d'oligoéléments. Il contient 0 % de matières grasses, ce qui en fera votre allié.

Le blanc d'œuf monté en neige s'accordera à toutes sortes de préparations : quiche, pâtisserie, sauces... Il a un pouvoir émulsifiant et liant et permet d'alléger vos préparations, à condition toutefois de l'incorporer délicatement pour ne pas briser les liaisons faites par les protéines de l'œuf autour des bulles.

ET LE JAUNE D'ŒUF DANS TOUT ÇA ?

C'est le jaune d'œuf qu'il faut bannir : il est plein de lipides et c'est l'aliment le plus riche en cholestérol !

MOUSSELINE À L'ORANGE

4 personnes · 20 min · 5 min · **152 KCAL PAR PERSONNE**

2 ORANGES · 2 SACHETS DE GÉLATINE (OU 4 FEUILLES) · 100 G DE SUCRE · 4 BLANCS D'ŒUFS · 4 FEUILLES DE MENTHE

1. **Dans une jatte, mélangez** vivement 100 g de sucre en poudre avec le jus des 2 oranges et 2 sachets de gélatine en poudre.
2. **Placez cette jatte dans une large casserole d'eau bouillante,** et remuez le mélange constamment jusqu'à ce qu'il prenne. Laissez refroidir en remuant de temps en temps.
3. **Incorporez les blancs d'œufs battus** en neige très ferme, et versez la préparation dans des ramequins individuels. Laissez prendre au frais au moins 3 h. Ajoutez un zeste d'orange et une feuille de menthe, et servez.

SOUFFLÉS AUX FRAISES

4 personnes · 10 min · 8 min · **85 KCAL PAR PERSONNE**

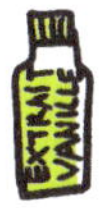

1 CUILLERÉE À CAFÉ D'EXTRAIT NATUREL DE VANILLE

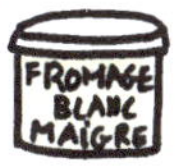

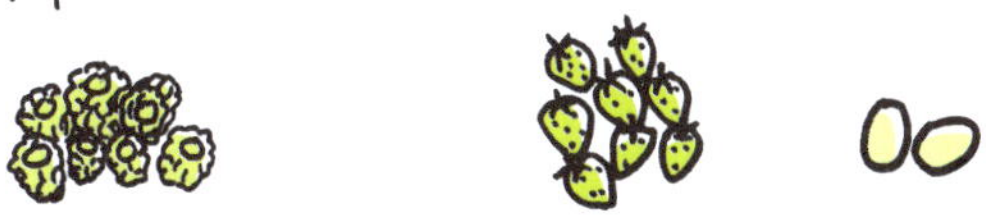

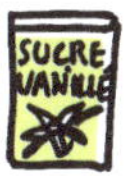

60 G DE FRAMBOISES · 40 G DE FRAISES · 2 BLANCS D'ŒUFS · 1 SACHET DE SUCRE VANILLÉ · 100 G DE FROMAGE BLANC MAIGRE

1. **Lavez les framboises,** équeutez-les, coupez-les grossièrement en morceaux. Réservez 2 fraises pour la décoration.
2. **Dans le mixeur,** ajoutez les autres fraises, les framboises, le fromage blanc maigre, le sucre vanillé, l'extrait naturel de vanille, et versez la préparation dans un saladier.
3. **Incorporez dans la préparation les blancs battus en neige.** Versez dans des moules à soufflé, et faites cuire 8 min à four moyen. Au sortir du four, garnissez chaque soufflé d'une demi-fraise. Servez immédiatement.

VOUS SAUREZ TOUT SUR LE TOFU

Le tofu est un produit fabriqué à partir du « lait » de soja. Son aspect rappelle celui des fromages fabriqués à partir du lait de chèvre et de vache. Le soja est riche en protéines (elles sont identiques à celles contenues dans la viande et le poisson), pauvre en graisses saturées (environ 4 %), et riche en graisses poly-insaturées. Cerise sur le gâteau, il est facile à digérer. Vous l'aurez compris, il est à consommer sans modération !

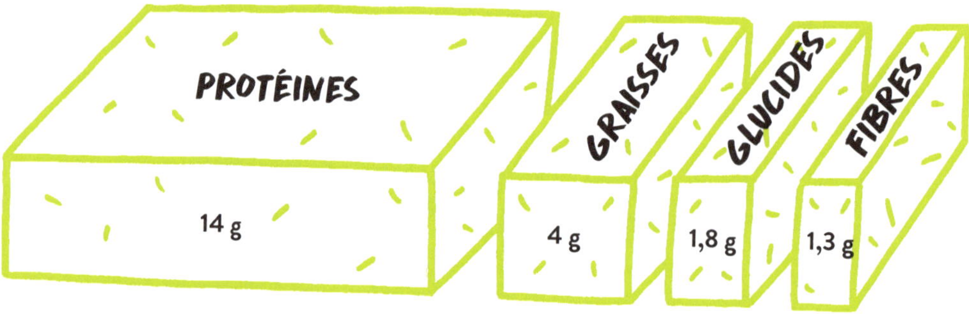

FACILE À DIGÉRER

À PARTIR DU « LAIT » DE SOJA

COMMENT LE CUISINER ?

De couleur pâle, jaunâtre, il peut se consommer en dés, dans des plats cuisinés à base de légumes (tomates, oignons, brocolis, courgettes, aubergines...), ou mixé, pour remplacer la crème fraîche dans les tartes aux légumes, par exemple. Il s'accorde avec tous les plats : il prend le goût des aliments auxquels il est mêlé.

RECETTE À BASE DE SOJA

CAKE DE CÉLERI

4 personnes · 10 min · 40 min

82 KCAL PAR PERSONNE

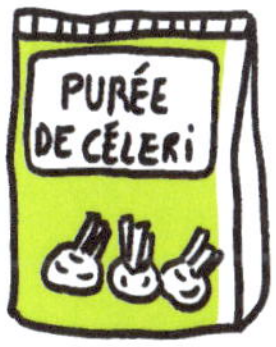

600 G DE PURÉE DE CÉLERI NON CUISINÉE

1/2 CUILLERÉE À CAFÉ DE NOIX DE MUSCADE

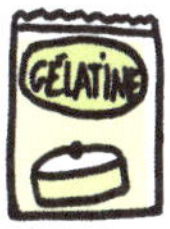

2 FEUILLES (OU UN SACHET) DE GÉLATINE

2 GOUSSES D'AIL

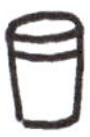

1 VERRE DE LAIT ÉCRÉMÉ

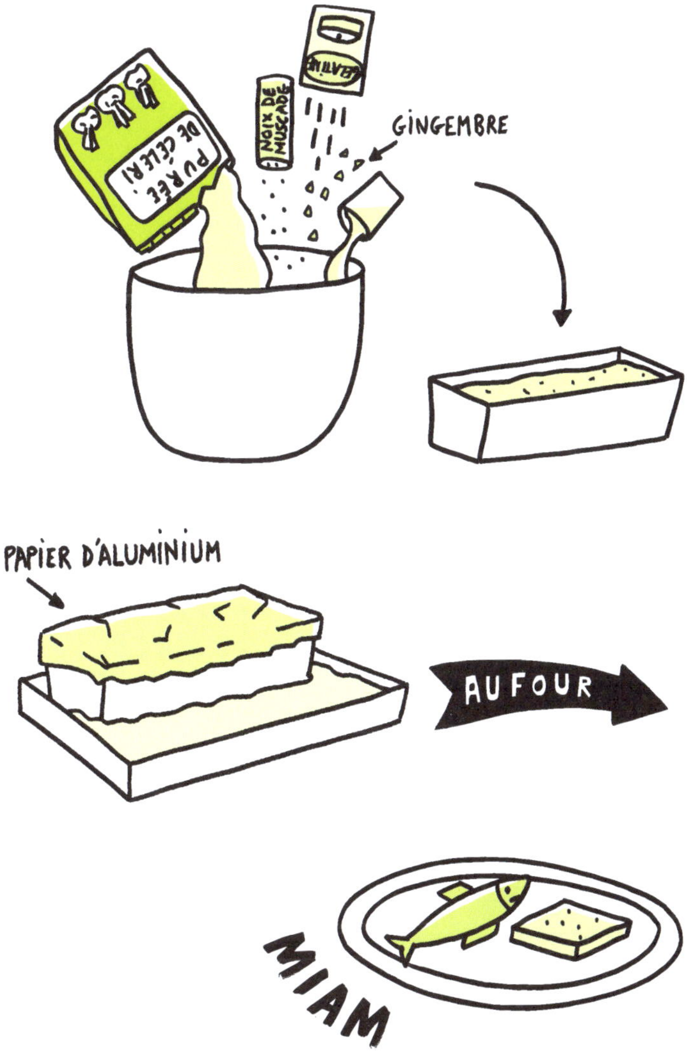

LES CÉRÉALES ET LES LÉGUMINEUSES

Pauvres en graisses, riches en fibres et en précieux micronutriments, elles sont à privilégier durant la phase de stabilisation de votre régime.

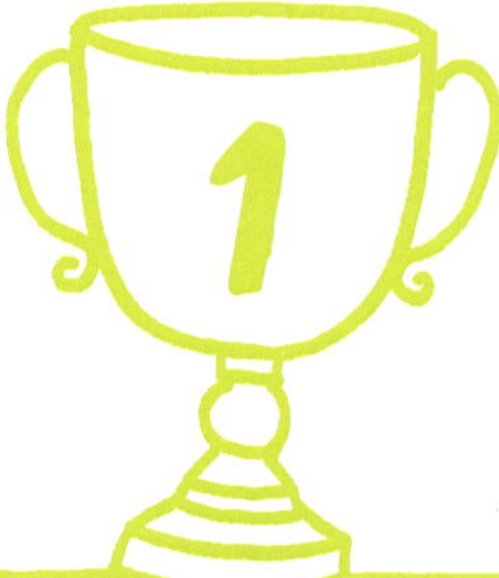

BONNES POUR VOTRE RÉGIME

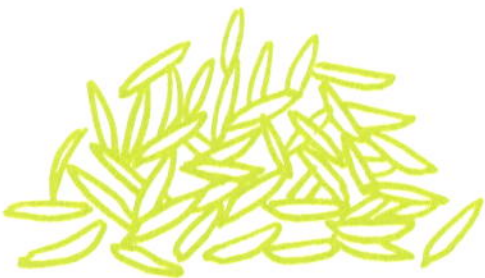

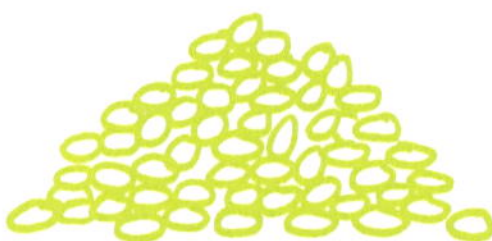

SOJA
FÈVES
HARICOTS SECS
POIS SECS
POIS CASSÉS
MAÏS

TOP DES CÉRÉALES ET LÉGUMINEUSES

RIZ COMPLET

2,25 g de protéines
0,5 g de lipides
19 g de glucides
+ sels minéraux, oligoéléments, vitamines (notamment celles du groupe B)

LENTILLES

1,5 g de graisses
37 g de sucres lents
24 g de protéines
+ phosphore, potassium, magnésium, fer et phyto-estrogènes

BON À SAVOIR : Évitez-les pendant la période d'attaque du régime brûle-graisses, en raison de leur pouvoir calorique plus élevé que celui des fruits et des légumes, et de leur richesse en glucides, même s'il s'agit de sucres lents.

TORTIS À L'ORANGE

4 personnes | 15 min | 10 min | **253 KCAL** PAR PERSONNE

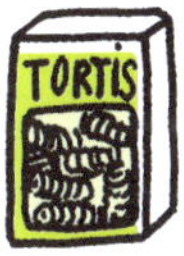

250 G DE TORTIS CRUS

100 G DE HARICOTS VERTS

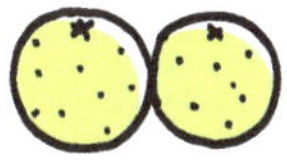

2 ORANGES

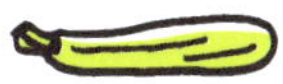

1 COURGETTE

1. **Faites cuire les pâtes** en suivant les instructions indiquées sur l'emballage.
2. **Pendant ce temps, faites revenir la courgette** découpée en cubes et les haricots dans une cocotte antiadhésive. Salez, poivrez.
3. **Pelez les oranges,** découpez-les en quartiers, versez-les dans la cocotte, ajoutez le persil, salez, poivrez, remuez, faites cuire encore 2 min et servez.

HARICOTS AU GINGEMBRE

4 personnes | 15 min | 30 min | **196 KCAL** PAR PERSONNE

2 OIGNONS

2 GOUSSES D'AIL

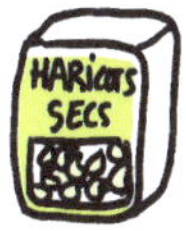

250 G DE HARICOTS SECS

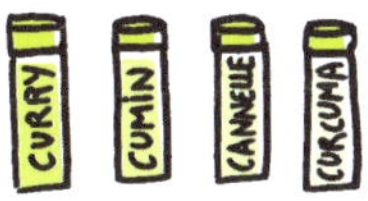

CURRY, CUMIN, CURCUMA ET CANNELLE EN POUDRE

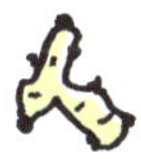

GINGEMBRE RÂPÉ

1. **Faites cuire les haricots secs.** Dans une cocotte antiadhésive, faites revenir les oignons hachés, l'ail écrasé, le curry, le cumin, le gingembre, le curcuma et la cannelle.
2. **Égouttez les haricots secs** quand ils sont encore fermes, rincez-les bien, versez-les dans la cocotte, ajoutez un verre de bouillon de légumes, salez, poivrez et remuez. Faites cuire encore 5 min en remuant de temps en temps, et servez.

PRINCIPE N°4

STOP AU MAUVAIS CHOLESTÉROL !

Le cholestérol est un élément indispensable à notre organisme, mais en avoir en excès entraîne le risque d'être un jour victime d'une maladie cardio-vasculaire. Régulez votre rapport bon cholestérol/mauvais cholestérol grâce à la consommation des aliments préconisés.

TAUX DE CHOLESTÉROL SANGUIN MOYEN : 2 À 2,20 G/L DE SANG

L'HYPERCHOLESTÉROLÉMIE

Idéalement, le taux de cholestérol sanguin oscille autour de 2 g/2,20 g par litre de sang. Au-delà, il faudra déterminer si vous souffrez d'une hypercholestérolémie essentielle, inscrite dans vos gènes, ou d'une hypercholestérolémie due à une alimentation trop riche en graisses saturées (celle que l'on trouve dans les viandes grasses, le beurre, la crème, les fromages, la charcuterie…).
Pour soigner une hypercholestérolémie essentielle, il faut suivre obligatoirement un régime alimentaire excluant les aliments précités et, au contraire, privilégier d'autres aliments et substances qui permettront d'agir positivement sur le rapport bon cholestérol/mauvais cholestérol.

TOP DES ALIMENTS FAISANT BAISSER LE TAUX DE MAUVAIS CHOLESTÉROL (LDL)

Ail
Avoine et son d'avoine
Carottes
Champignons shiitake
Haricots secs
Huile d'olive, ou à défaut huile de colza
Lait écrémé

TOP DES ALIMENTS AUGMENTANT LE TAUX DE BON CHOLESTÉROL (HDL)

Avoine et son d'avoine
Poissons gras et huiles de poisson
Bière

LA RECETTE À LA BIÈRE

SOLE À LA BIÈRE

4 personnes · 10 min · 30 min

231 KCAL PAR PERSONNE

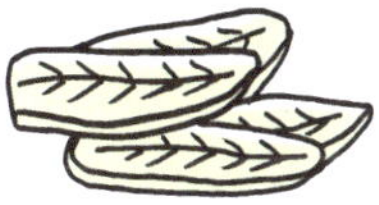

4 FILETS DE SOLE

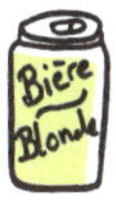

1 CANETTE DE BIÈRE BLONDE

4 ÉCHALOTES

1 OIGNON

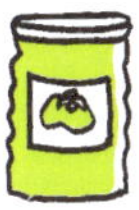

1 BOÎTE DE CONCENTRÉ DE TOMATES

4 TRANCHES DE PAIN COMPLET

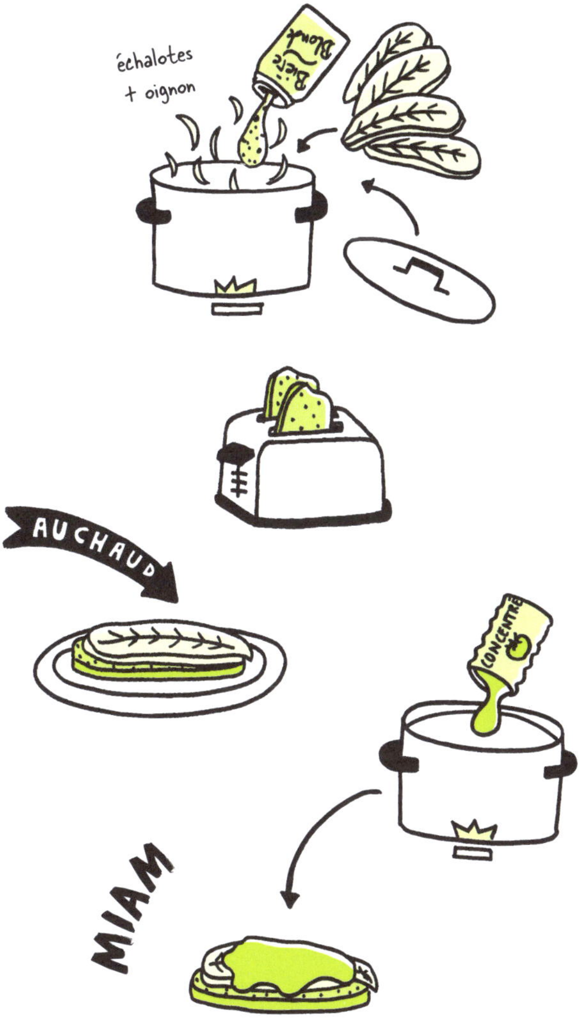

CHOISISSEZ BIEN VOTRE HUILE D'OLIVE

Prenez l'huile d'olive vierge extra, fabriquée à partir d'olives issues de l'agriculture biologique, c'est-à-dire élaborée à partir de fruits cultivés sans engrais ni pesticides. Les olives sont lavées puis écrasées à la meule de pierre ; la température des fruits, durant cette opération, doit se situer obligatoirement entre 16 et 88 °C. Ce procédé et ce mode de culture permettent de conserver le maximum de qualités au produit. En outre, l'utilisation de produits « bio » garantit l'absence de produits de synthèse qui peuvent nuire à la santé.

POUR ÉVITER LES INDÉSIRABLES FLATULENCES

Lavez les haricots à l'eau froide, recouvrez-les d'eau bouillante, laissez-les tremper 4 h au minimum puis faites-les cuire en les jetant dans une grande quantité d'eau froide.

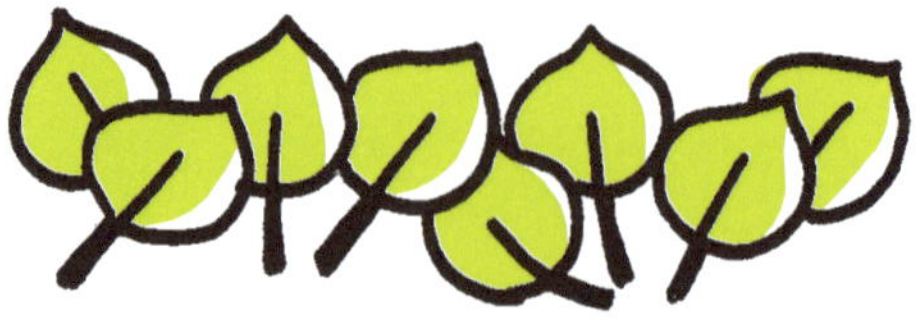

CONSOMMEZ DU POURPIER

Cette petite plante qui pousse à l'état sauvage dans le bassin méditerranéen est riche en omega-3. Il est l'un des piliers du régime crétois. On en trouve aussi en France, sur certains marchés, même en province. Il est l'un des rares végétaux à être aussi riche en omega-3 ; il continent également des fibres alimentaires de bonne qualité.

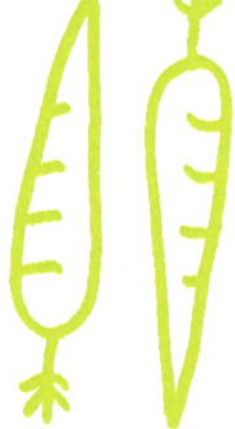

MANGEZ DES CAROTTES CRUES CHAQUE JOUR,

ce qui permettra de faire baisser de 10 % le taux de cholestérol. **ENVIRON 200 G**

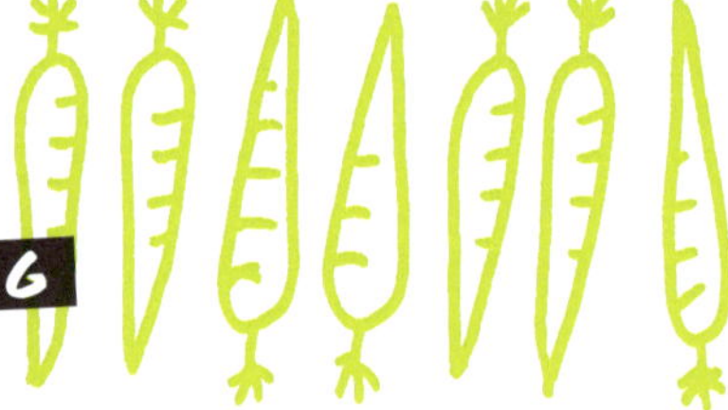

SOUPE DE CRESSON

4 personnes · 10 min · 25 min · **187 KCAL** PAR PERSONNE

1 BOTTE DE CRESSON

2 OIGNONS

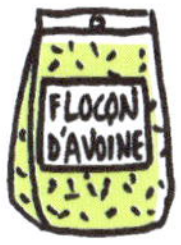

80 G DE FLOCONS D'AVOINE PRÉCUITS (OU DE RIZ OU DE SOJA)

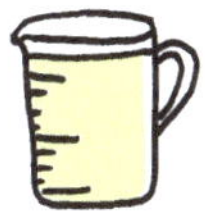

1 L DE BOUILLON DE LÉGUMES

1. **Lavez et épluchez le cresson,** séchez-le soigneusement.
2. **Faites revenir l'oignon** détaillé avec le bouillon de légumes dans une grande casserole antiadhésive pendant 5 min. Ajoutez le cresson, salez, poivrez. Laissez mijoter 15 min en remuant de temps en temps.
3. **Ajoutez les flocons de céréales** précuits et laissez cuire encore 5 min. Servez aussitôt.

VELOUTÉ DE LENTILLES

4 personnes · 25 min et 1 nuit de trempage · 2 min · **152 KCAL** PAR PERSONNE

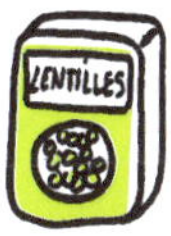

200 G DE LENTILLES

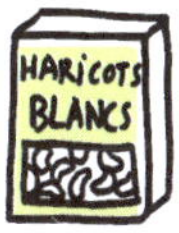

100 G DE HARICOTS BLANCS

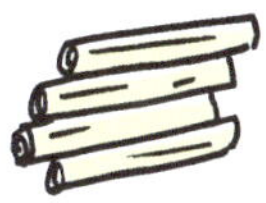

4 BLANCS DE POIREAUX

GRAINES DE CORIANDRE MOULUES

3 OIGNONS

2 GOUSSES D'AIL

1. **Faites tremper les haricots** toute la nuit dans l'eau froide non salée. Jetez l'eau de trempage et plongez les haricots bien rincés et les lentilles dans 2 litres d'eau froide. Portez à ébullition et ajoutez les oignons hachés dorés à la poêle. Laissez cuire pendant 1 h 30 environ.
2. **Coupez les poireaux** en rondelles et l'ail écrasé et faites-les revenir dans la poêle où ont cuit les oignons, en ajoutant du bouillon de légumes si nécessaire, salez et poivrez. Ajoutez les poireaux, l'ail et la coriandre à la préparation de légumes secs, laissez cuire encore 15 min, et passez la préparation au mixeur. Servez bien chaud.

20 JOURS POUR PERDRE DU POIDS

1

PHASE D'ATTAQUE

10 jours pour fondre

2

PHASE DE STABILISATION

10 jours pour instaurer les bonnes habitudes

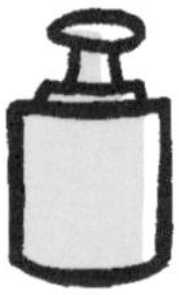

INUTILE DE VOUS PESER TOUS LES JOURS ! UNE FOIS PAR SEMAINE SUFFIT LARGEMENT.

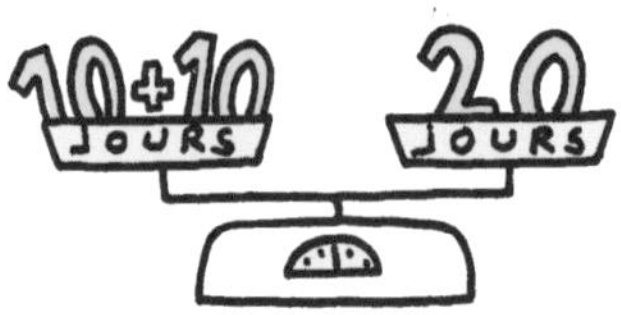

APRÈS LA PHASE DE STABILISATION

Continuez à suivre l'ensemble des conseils alimentaires pour ne pas reprendre de mauvaises habitudes. Si besoin, vous pouvez refaire 20 jours de régime.

SI VOUS AVEZ FAIM ENTRE LES REPAS

Ne cédez pas à la tentation : prenez un fruit, un laitage maigre ou une tranche de pain complet. Un verre d'eau vous permettra de faire passer la faim.

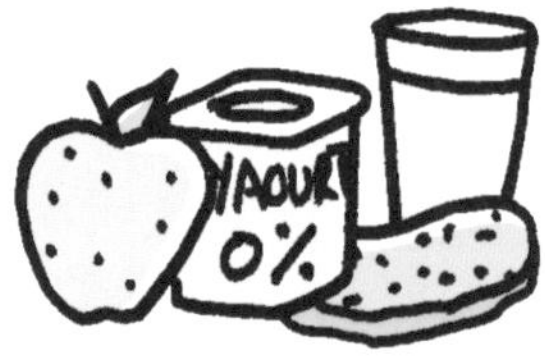

RENONCEZ À LA MALBOUFFE

les fast-food, friandises, barres chocolatées, et tous les desserts et plats tout préparés.

PHASE D'ATTAQUE

10 JOURS POUR FONDRE

JOUR 1

PETIT DÉJEUNER

1 bol de thé • 1 bol de lait • 1 fruit frais • 2 capsules d'Adi Pill®

COLLATION DU MATIN

1 bol de thé • 1 gélule de fucus

DÉJEUNER

150 g de viande de dinde maigre avec un filet d'huile d'olive • 200 g de légumes cuits • 1 laitage maigre ou 1 dessert à base de soja • 2 comprimés de Chitosan Complex 1000®

COLLATION DE L'APRÈS-MIDI

1 bol de thé • 1 fruit frais • 2 gélules d'ananas

DÎNER

1 bol de soupe • 200 g de poisson maigre • 2 comprimés de Chitosan Complex 1000® • 1 gélule de fucus

AU COUCHER (facultatif !)

1 bol de thé

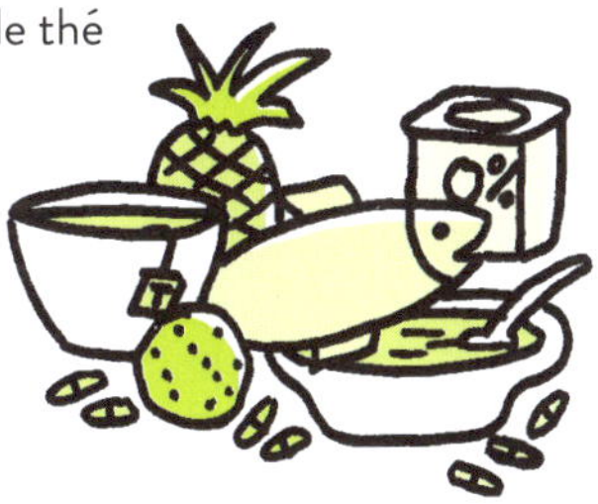

JOUR 2

PETIT DÉJEUNER

1 bol de thé • 1 bol de lait • 1 fruit frais • 2 capsules d'Adi Pill®

COLLATION DU MATIN

1 bol de thé • 1 gélule de fucus

DÉJEUNER

150 g de viande de bœuf maigre • 200 g de légumes cuits • 1 laitage maigre ou 1 dessert à base de soja • 2 comprimés de Chitosan Complex 1000®

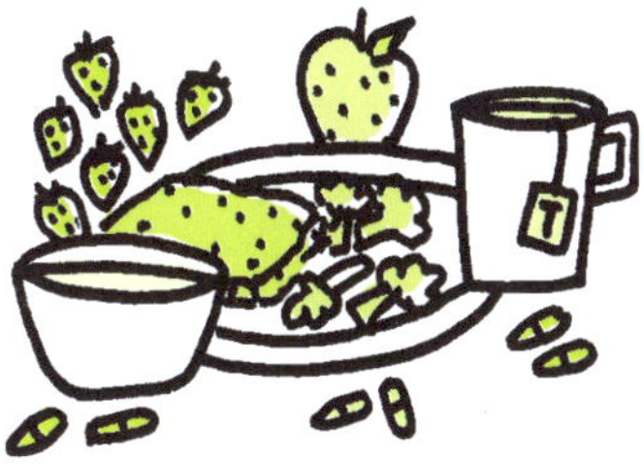

COLLATION DE L'APRÈS-MIDI

1 bol de thé • 1 fruit frais • 2 gélules d'ananas

DÎNER

1 assiette de crudités assaisonnée • 200 g de poisson maigre • 2 comprimés de Chitosan Complex 1000® • 1 gélule de fucus

AU COUCHER (facultatif !)

1 bol de thé

LA RECETTE DU 1ER JOUR

ESCALOPES DE DINDE MARINÉES

4 personnes · 20 min · 1 h 25 (dont 1h de marinade)

390 KCAL PAR PERSONNE

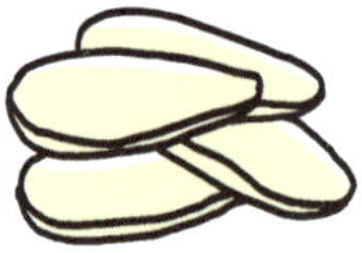

4 ESCALOPES DE DINDE

1 POIVRON ROUGE
1 POIVRON VERT

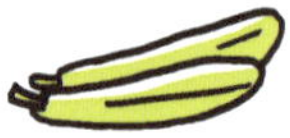

2 COURGETTES

4 TOMATES

1 YAOURT MAIGRE

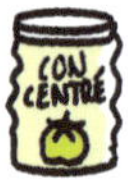

1 BOÎTE DE CONCENTRÉ DE TOMATE

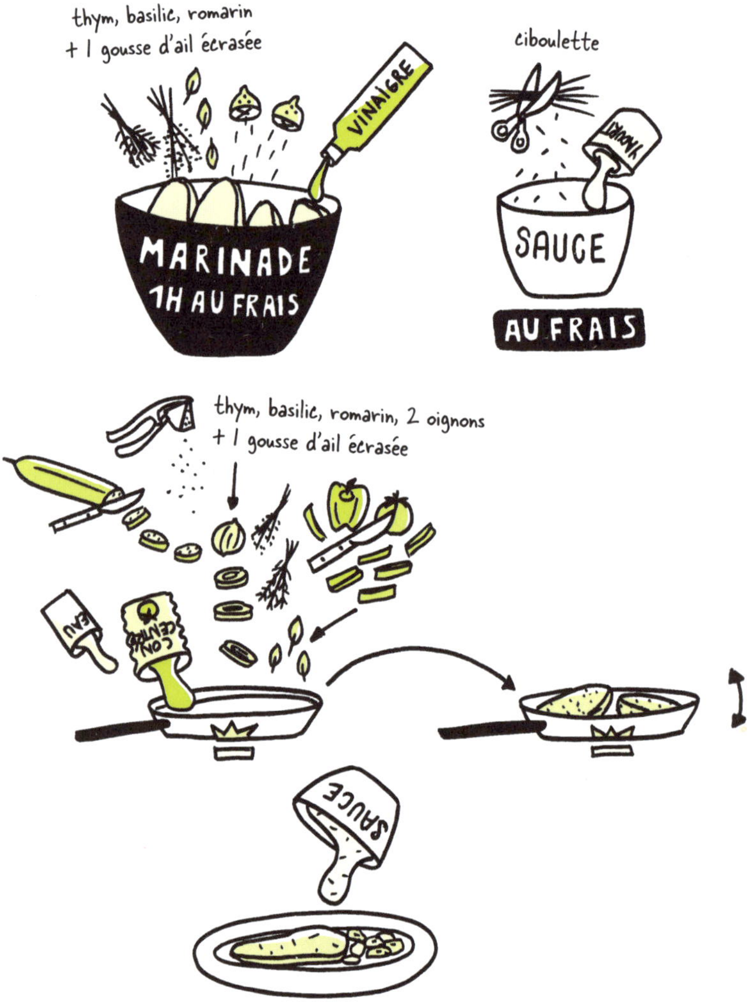

JOUR 3

PETIT DÉJEUNER

1 bol de thé • 1 bol de lait • 1 fruit frais • 2 capsules d'Adi Pill®

COLLATION DU MATIN

1 bol de thé • 1 gélule de fucus

DÉJEUNER

2 à 3 tranches de blanc de poulet (80 à 120 g) • 200 g de légumes cuits • 1 fruit frais • 2 comprimés de Chitosan Complex 1000®

COLLATION DE L'APRÈS-MIDI

1 bol de thé • 1 fruit frais • 2 gélules d'ananas

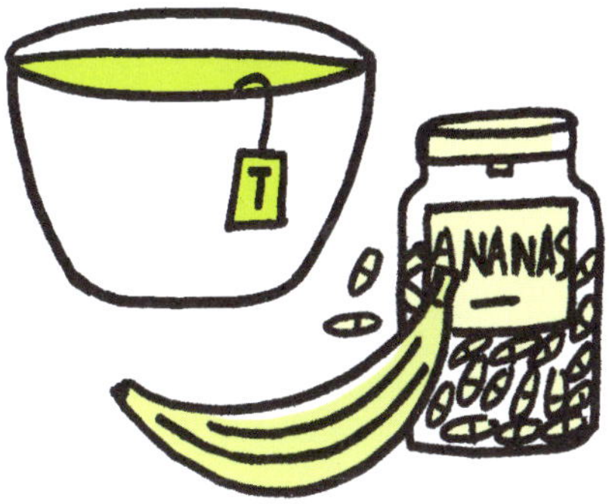

DÎNER

1 assiette de crudités assaisonnée • 200 g de poisson maigre • 2 comprimés de Chitosan Complex 1000® • 1 gélule de fucus

AU COUCHER (facultatif !)

1 bol de thé

JOUR 4

PETIT DÉJEUNER

1 bol de thé • 1 bol de lait • 1 fruit frais • 2 capsules d'Adi Pill®

COLLATION DU MATIN

1 bol de thé • 1 gélule de fucus

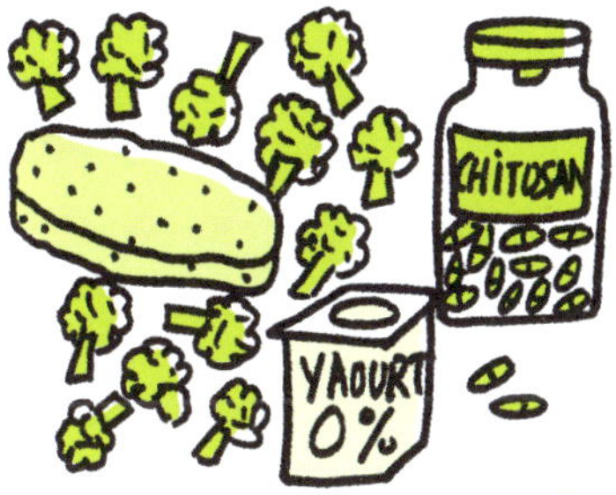

DÉJEUNER

200 g de légumes cuits • 150 g de steak de cheval ou de bœuf maigre • 1 laitage maigre ou 1 dessert à base de soja • 2 comprimés de Chitosan Complex 1000®

COLLATION DE L'APRÈS-MIDI

1 bol de thé • 1 fruit frais • 2 gélules d'ananas

DÎNER

200 g de légumes cuits à la poêle et assaisonnés • 1 portion de moules marinières • 2 comprimés de Chitosan Complex 1000® • 1 gélule de fucus

AU COUCHER (facultatif !)

1 bol de thé

LA RECETTE DU 3E JOUR

POULET AU CITRON VERT

4 personnes · 15 min · 12H30 min (dont 12h de marinade)

323 KCAL PAR PERSONNE

- 1 POULET (1,2 KG ENVIRON)
- 3 CITRONS VERTS
- 1 POIVRON VERT
- 1 BOÎTE D'ANANAS EN MORCEAUX
- 1 VERRE DE VIN BLANC SEC
- 6 GOUSSES D'AIL
- GINGEMBRE RÂPÉ

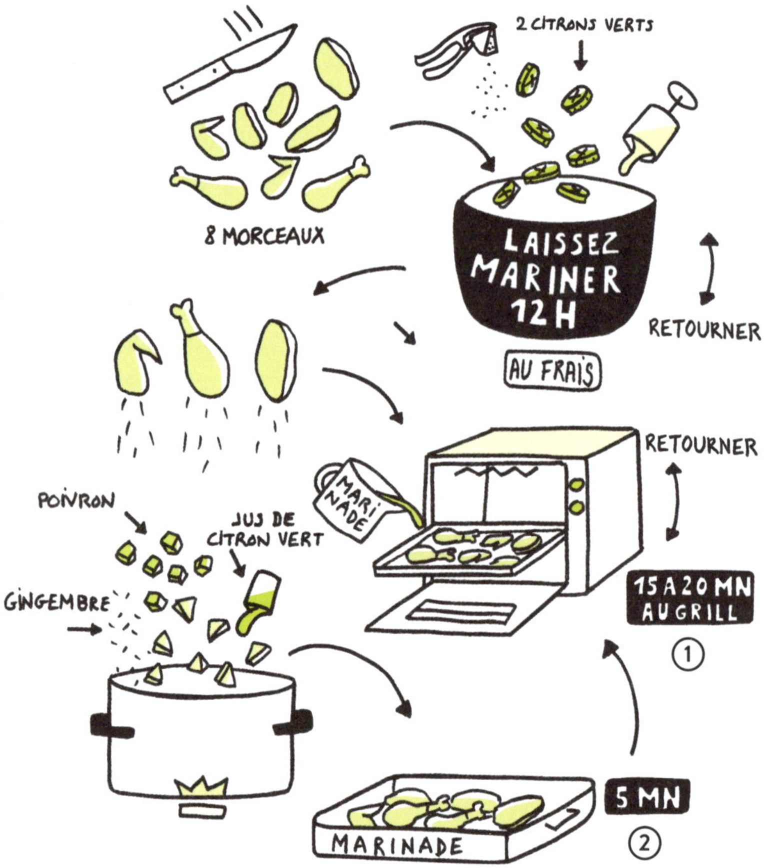

N'oubliez pas de **BOIRE BEAUCOUP D'EAU** entre les repas ; de préférence de l'eau minérale (Contrex, Hépar…) ou de l'eau de source, afin d'accélérer le processus d'amincissement et de drainer les toxines hors de l'organisme.

Pris le soir, **LE THÉ VERT**, surtout s'il est très infusé, n'empêche pas de dormir ; les tanins qu'il libère en infusant annihilent les effets excitants de la caféine. Si toutefois, vous aviez l'impression que le thé vert, absorbé au coucher, vous empêche de dormir, vous pouvez le remplacer par deux gélules de thé vert.

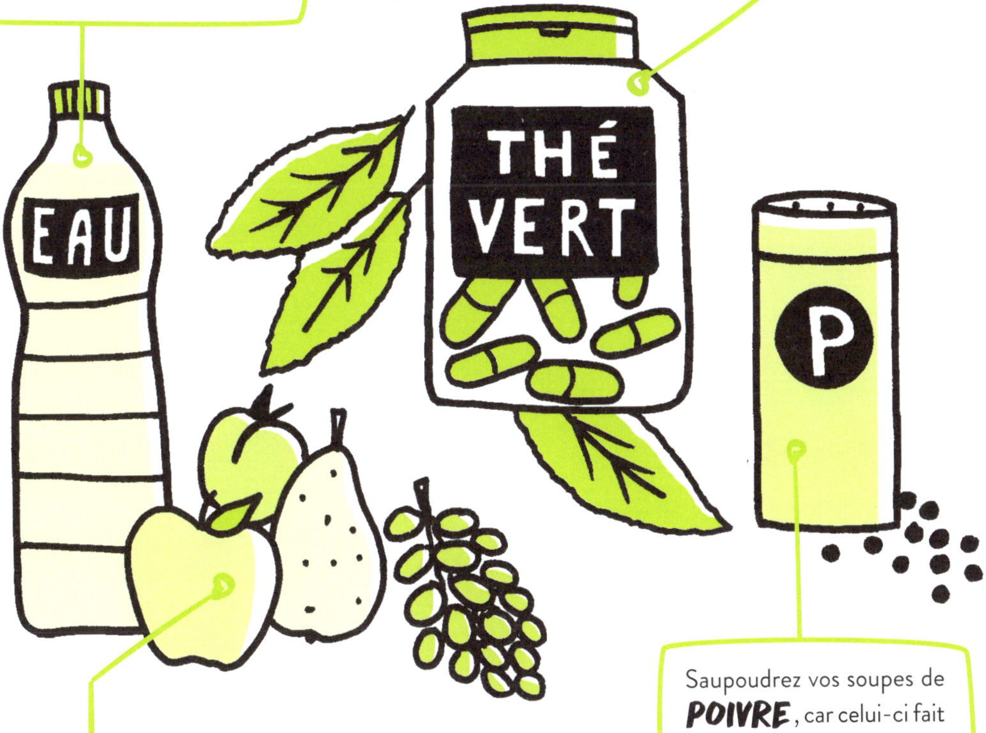

Préférez les **FRUITS FRAIS NON PELÉS** (pour cela, choisissez des fruits issus de l'agriculture biologique, garantis sans engrais ni pesticides) aux jus de fruits : la peau et la pulpe des fruits sont extrêmement riches en fibres : elles constituent de redoutables piégeuses de graisses !

Saupoudrez vos soupes de **POIVRE**, car celui-ci fait brûler des calories. Mais attention aux excès : vider le poivrier ne va pas vous faire retrouver votre taille de guêpe, et pourrait provoquer des troubles hépatiques et des hémorroïdes !

JOUR 5

PETIT DÉJEUNER

1 bol de thé • 1 bol de lait • 1 fruit frais • 2 capsules d'Adi Pill®

COLLATION DU MATIN

1 bol de thé • 1 gélule de fucus

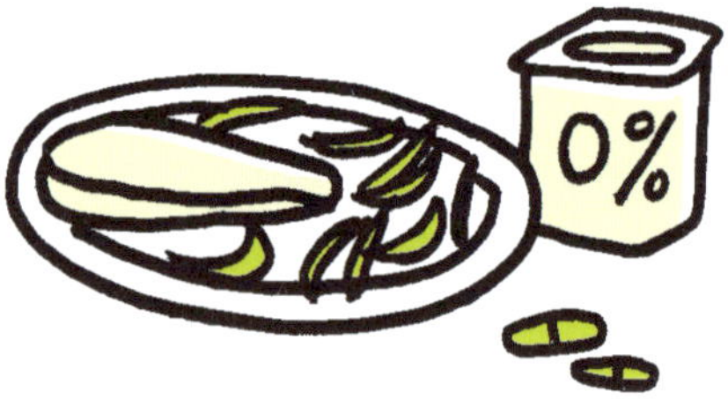

DÉJEUNER

200 g de légumes cuits • 1 blanc de poulet (150 à 200 g) • 1 laitage maigre ou 1 dessert à base de soja • 2 comprimés de Chitosan Complex 1000®

COLLATION DE L'APRÈS-MIDI

1 bol de thé • 1 fruit frais • 2 gélules d'ananas

DÎNER

200 g de légumes cuits • 200 g de poisson maigre • 2 comprimés de Chitosan Complex 1000® • 1 gélule de fucus

AU COUCHER (facultatif !)

1 bol de thé

JOUR 6

PETIT DÉJEUNER

1 bol de thé • 1 bol de lait • 1 fruit frais • 2 capsules d'Adi Pill®

COLLATION DU MATIN

1 bol de thé • 1 gélule de fucus

DÉJEUNER

200 g de poisson maigre • 200 g de légumes cuits • 1 laitage maigre ou 1 dessert à base de soja • 2 comprimés de Chitosan Complex 1000®

COLLATION DE L'APRÈS-MIDI

1 bol de thé • 1 fruit frais • 2 gélules d'ananas

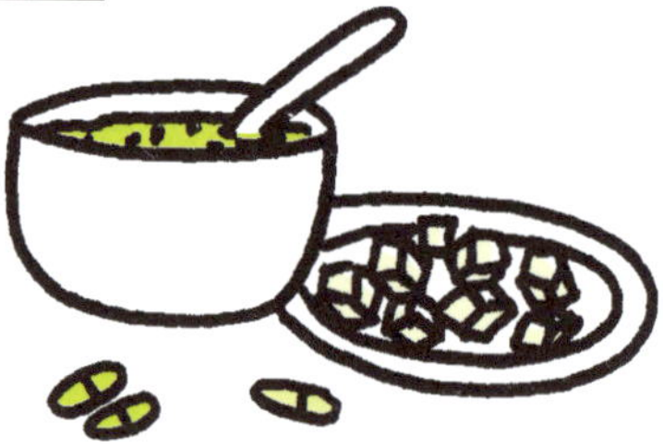

DÎNER

1 bol de soupe • 200 g de tofu assaisonné et sauté à la poêle • 2 comprimés de Chitosan Complex 1000® • 1 gélule de fucus

AU COUCHER (facultatif !)

1 bol de thé

LA RECETTE DU 6E JOUR

LA CÉLÈBRE SOUPE BRÛLE-GRAISSE

3 litres 15 min 1 h

23 KCAL PAR PERSONNE

- 4 GOUSSES D'AIL
- 2 OIGNONS
- 4 POIREAUX
- 1 PETIT CHOU VERT
- 2 TOMATES
- 2 BRANCHES DE CÉLERI
- 2 POIVRONS ROUGES OU VERTS
- 2 AUBERGINES
- 3 ASPERGES

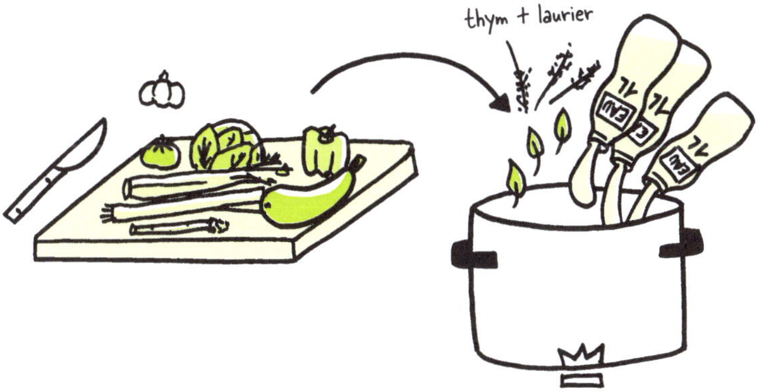

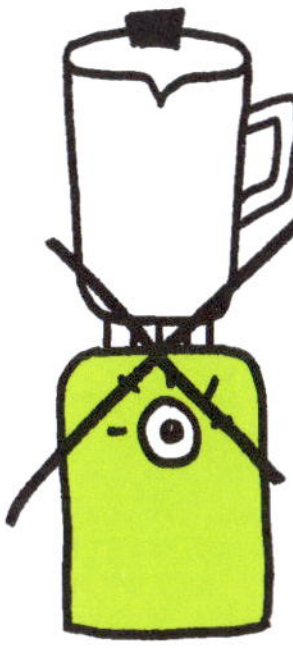

NE PAS MIXER

pour conserver les vertus coupe-faim des fibres contenues dans les morceaux de légumes

1H APRÈS

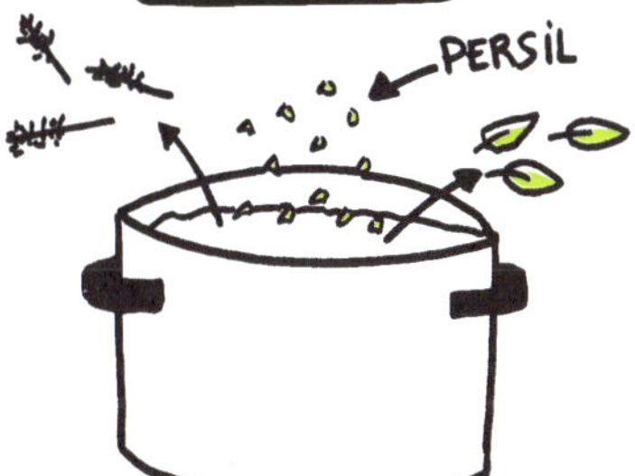

JOUR 7

PETIT DÉJEUNER

1 bol de thé • 1 bol de lait • 1 fruit frais • 2 capsules d'Adi Pill®

COLLATION DU MATIN

1 bol de thé • 1 gélule de fucus

DÉJEUNER

200 g de crudités • 150 g de steak de cheval ou de bœuf maigre • 1 laitage maigre ou 1 dessert à base de soja • 2 comprimés de Chitosan Complex 1000®

COLLATION DE L'APRÈS-MIDI

1 bol de thé • 1 fruit frais • 2 gélules d'ananas

DÎNER

Méli-mélo de salades assaisonné • 1 portion de moules marinières • 2 comprimés de Chitosan Complex 1000® • 1 gélule de fucus

AU COUCHER (facultatif !)

1 bol de thé

MOULES MARINIÈRES

4 personnes 20 min 20 min **140 KCAL PAR PERSONNE**

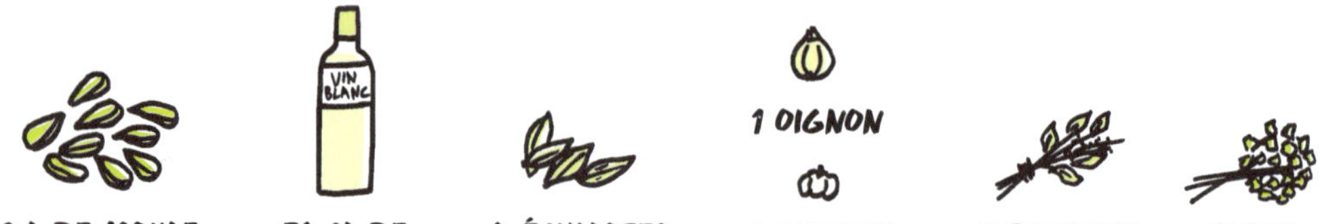
VIN BLANC
2 L DE MOULE
50 CL DE VIN BLANC SEC
4 ÉCHALOTES
1 OIGNON
2 GOUSSES D'AIL
1 BOUQUET GARNI
PERSIL

1. **Nettoyez les moules et rincez-les.** Pelez et hachez les échalotes, l'oignon et l'ail. Faites-les revenir dans un faitout, dans un demi-verre à moutarde de bouillon de légumes. Ajoutez le vin blanc, le bouquet garni, salez, poivrez, laissez réduire 5 min.
2. **Versez les moules** et faites cuire à feu vif 5 min en remuant sans arrêt.
3. **Quand les moules sont ouvertes,** retirez-les et placez-les dans un plat creux, à l'entrée du four. Filtrez le jus de cuisson, versez sur les moules, saupoudrez de persil haché et servez immédiatement.

MERLAN AUX POIREAUX

4 personnes · 30 min · 1 h · **178 KCAL PAR PERSONNE**

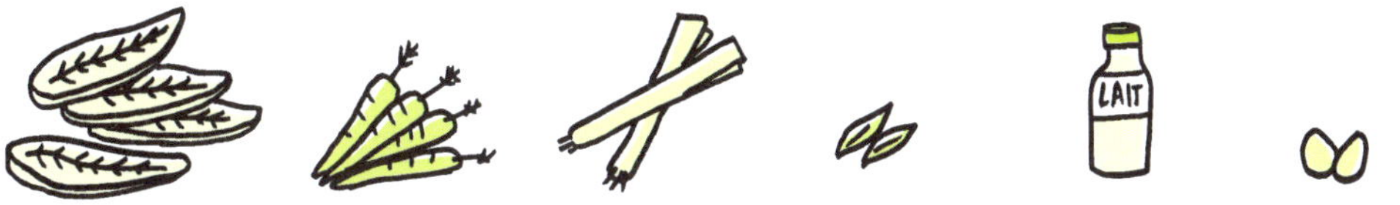

- 4 FILETS DE MERLAN
- 4 CAROTTES
- 2 POIREAUX
- 2 ÉCHALOTES
- 1/2 VERRE DE LAIT ÉCRÉMÉ
- 2 BLANCS D'ŒUFS

1. **Coupez les poireaux et les carottes,** coupez les échalotes en quartiers, jetez le tout dans un faitout antiadhésif. Versez le vin blanc et faites cuire 20 min.
2. **Mixez les légumes et le poisson cru** avec le lait, le sel, le poivre, et versez dans une jatte.
3. **Mélangez les blancs en neige avec la préparation,** versez le tout dans un moule à cake. Faites cuire pendant 1 h au bain-marie, à four chaud. Servez chaud.

JOUR 8

PETIT DÉJEUNER

1 bol de thé • 1 bol de lait • 1 fruit frais • 2 capsules d'Adi Pill®

COLLATION DU MATIN

1 bol de thé • 1 gélule de fucus

DÉJEUNER

1 bol de carottes râpées et assaisonnées • 2 brochettes de dinde, champignons, poivrons et tomates • 1 laitage maigre ou 1 dessert à base de soja • 2 comprimés de Chitosan Complex 1000®

COLLATION DE L'APRÈS-MIDI

1 bol de thé • 1 fruit frais • 2 gélules d'ananas

DÎNER

1 assiette de légumes cuits • 200 g de poisson maigre • 2 comprimés de Chitosan Complex 1000® • 1 gélule de fucus

AU COUCHER

(facultatif !)

1 bol de thé

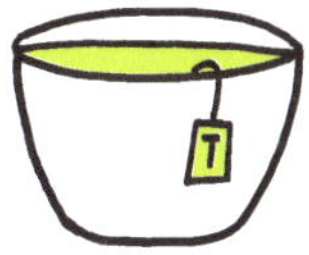

JOUR 9

PETIT DÉJEUNER

1 bol de thé • 1 bol de lait • 1 fruit frais • 2 capsules d'Adi Pill®

COLLATION DU MATIN

1 bol de thé • 1 gélule de fucus

DÉJEUNER

1 assiette de légumes cuits • 200 g de poisson maigre • 1 laitage maigre ou 1 dessert à base de soja • 2 comprimés de Chitosan Complex 1000®

COLLATION DE L'APRÈS-MIDI

1 bol de thé • 1 fruit frais • 2 gélules d'ananas

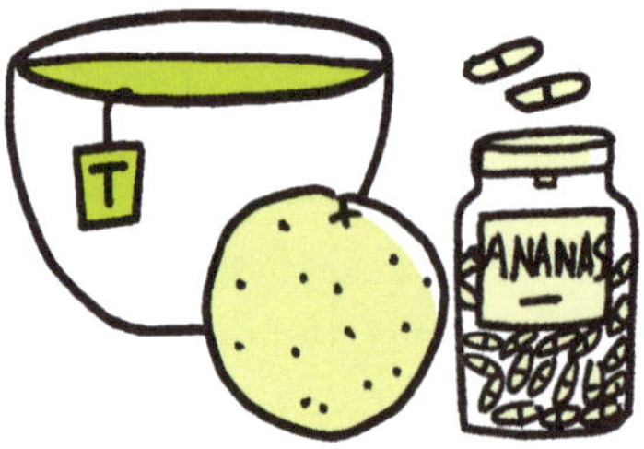

DÎNER

1 assiette de crudités assaisonnée • 1 morceau de poulet rôti • 2 comprimés de Chitosan Complex 1000® • 1 gélule de fucus

AU COUCHER (facultatif !)

1 bol de thé

JOUR 10

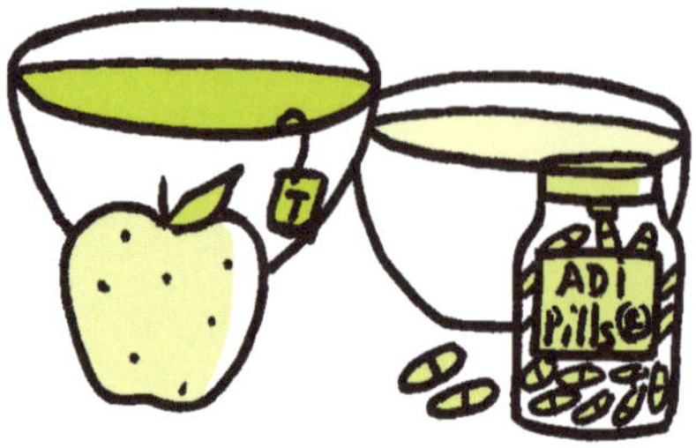

PETIT DÉJEUNER

1 bol de thé • 1 bol de lait • 1 fruit frais • 2 capsules d'Adi Pill®

COLLATION DU MATIN

1 bol de thé • 1 gélule de fucus

DÉJEUNER

1 assiette de ratatouille • 1 portion de bœuf maigre • 1 laitage maigre ou 1 dessert à base de soja • 2 comprimés de Chitosan Complex 1000®

COLLATION DE L'APRÈS-MIDI

1 bol de thé • 1 fruit frais • 2 gélules d'ananas

DÎNER

1 bol de soupe • 1 filet de poisson maigre • 2 comprimés de Chitosan Complex 1000® • 1 gélule de fucus

AU COUCHER (facultatif !)

1 bol de thé

LÉGUMES AU LAURIER

4 personnes · 12 min · 35 min · **67 KCAL PAR PERSONNE**

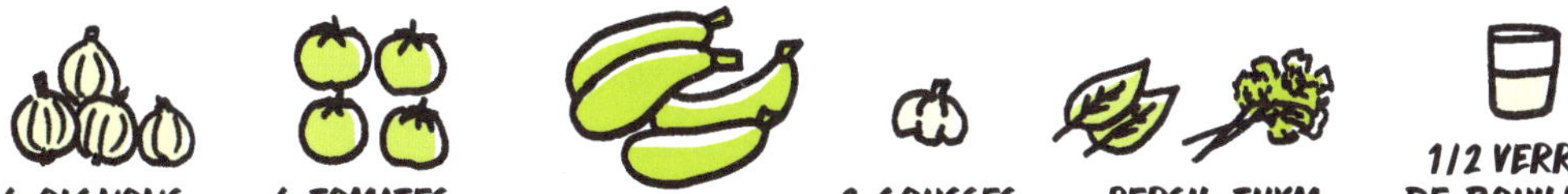

4 OIGNONS · 4 TOMATES · 4 AUBERGINES · 2 GOUSSES D'AIL · PERSIL, THYM, LAURIER · 1/2 VERRE DE BOUILLON DE LÉGUMES

1. **Coupez les oignons en rondelles,** disposez-les dans un plat antiadhésif allant au four.
2. **Coupez les tomates et les aubergines en rondelles**, disposez sur les oignons, salez, poivrez, saupoudrez d'ail haché. Parsemez de branches de thym et de feuilles de laurier. Saupoudrez de persil haché. Versez un demi-verre de bouillon de légumes.
3. **Faites cuire au four** pendant 35 min (thermostat 7). Ôtez les branches de thym et les feuilles de laurier et servez chaud.

DÉLICE DE TOMATES AU PISTOU

4 personnes · 20 min · 45 min · **107 KCAL PAR PERSONNE**

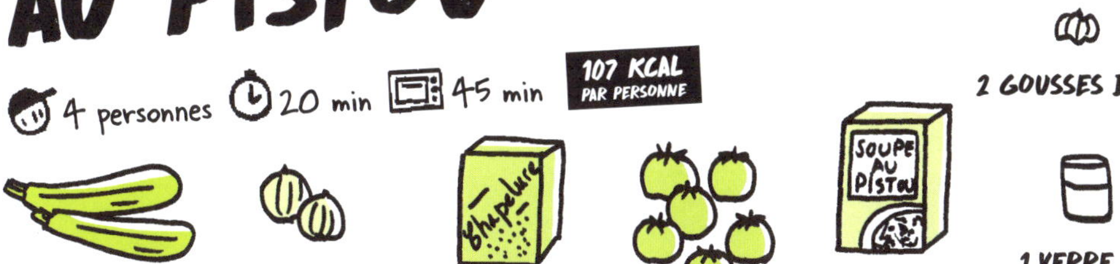

2 COURGETTES · 2 OIGNONS · 5 C. À SOUPE DE CHAPELURE · 6 TOMATES · 2 C. À SOUPE DE PISTOU · 2 GOUSSES D'AIL · 1 VERRE DE BOUILLON DE LÉGUMES

1. **Coupez les courgettes** en morceaux et faites-les revenir dans une poêle antiadhésive.
2. **Découpez les tomates** en rondelles et tapissez-en le fond d'un plat antiadhésif allant au four. Ajoutez le pistou, les oignons hachés, l'ail écrasé, les courgettes en morceaux. Saupoudrez d'origan, et terminez par une couche de tomates.
3. **Arrosez d'un verre de bouillon de légumes,** saupoudrez de chapelure et faites cuire à four chaud environ 30 min. Servez chaud.

LA RECETTE DU 10E JOUR

BŒUF AUX CORNICHONS

4 personnes · 20 min · 15 min

249 KCAL PAR PERSONNE

- 400 G DE BŒUF MAIGRE (HAMPE, ONGLET, ROSBIF...)
- 200 G D'OIGNONS
- 200 G DE CHAMPIGNONS DE PARIS
- 10 CORNICHONS
- 1 VERRE DE LAIT ÉCRÉMÉ OU DE LAIT DE SOJA
- 1/2 L DE BOUILLON DE LÉGUMES
- 1 C. À SOUPE DE PAPRIKA, PIMENT DE CAYENNE

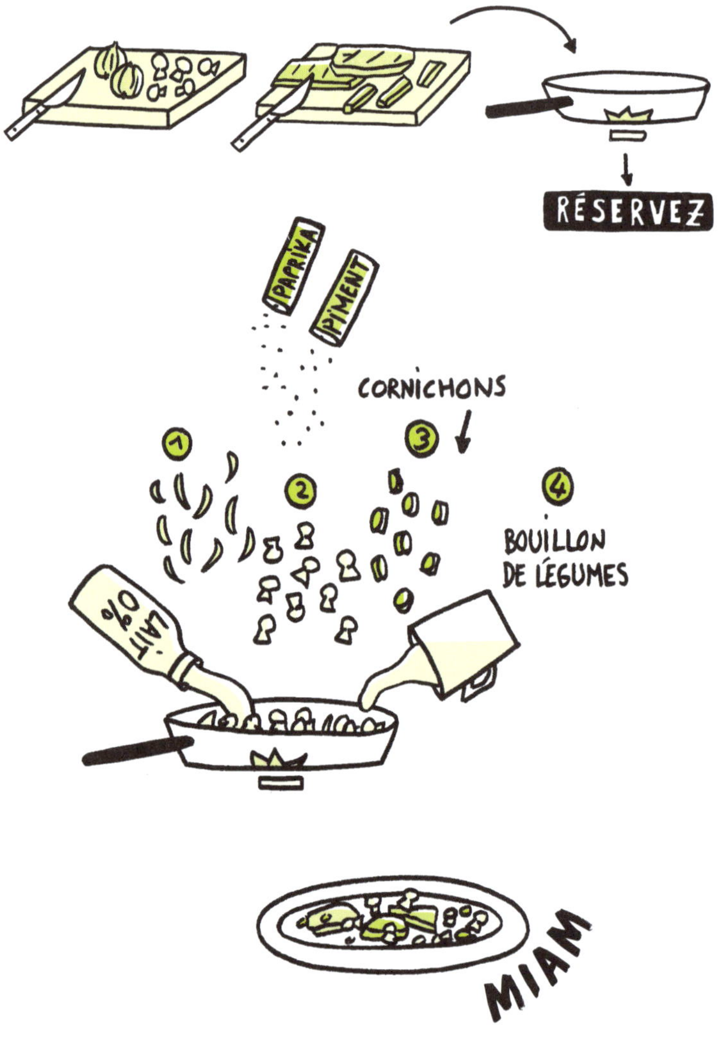

PHASE DE STABILISATION

10 JOURS POUR CHANGER

JOUR 11

PETIT DÉJEUNER

1 bol de thé • 1 bol de lait • 1 fruit frais • 1 tranche de pain complet • 2 capsules d'Adi Pill®

COLLATION DU MATIN

1 bol de thé • 1 gélule de fucus

DÉJEUNER

1 assiette de légumes cuits • 3 cuillérées à soupe de céréales ou de légumineuses • 200 g d'escalope de dinde • 1 laitage maigre ou 1 dessert à base de soja • 2 comprimés de Chitosan Complex 1000®

COLLATION DE L'APRÈS-MIDI

1 bol de thé • 1 fruit frais • 2 gélules d'ananas

DÎNER

1 assiette de crudités assaisonnée • 1 morceau de poisson gras ou maigre • 1 tranche de pain complet • 2 comprimés de Chitosan Complex 1000® • 1 gélule de fucus

AU COUCHER (facultatif !)

1 bol de thé • 1 laitage maigre ou 1 dessert à base de soja

JOUR 12

PETIT DÉJEUNER

1 bol de thé • 1 bol de lait • 1 fruit frais • 1 tranche de pain complet • 2 capsules d'Adi Pill®

COLLATION DU MATIN

1 bol de thé • 1 gélule de fucus

DÉJEUNER

1 assiette de légumes cuits • 3 cuillérées à soupe de céréales ou de légumineuses • 200 g de tofu • 1 laitage maigre ou 1 dessert à base de soja • 2 comprimés de Chitosan Complex 1000®

COLLATION DE L'APRÈS-MIDI

1 bol de thé • 1 fruit frais • 2 gélules d'ananas

DÎNER

1 omelette aux champignons (de préférence shiitake) avec 5 blancs d'œufs • 200 g de tomates assaisonnées • 1 tranche de pain complet • 2 comprimés de Chitosan Complex 1000® • 1 gélule de fucus

AU COUCHER (facultatif !)

1 bol de thé • 1 laitage maigre ou 1 dessert à base de soja

JOUR 13

PETIT DÉJEUNER

1 bol de thé • 1 bol de lait • 1 fruit frais • 1 tranche de pain complet • 2 capsules d'Adi Pill®

COLLATION DU MATIN

1 bol de thé • 1 gélule de fucus

DÉJEUNER

200 g de dinde et 50 g de chamignons • 1 assiette de haricots verts • 1 tranche de pain complet • 1 laitage maigre ou 1 dessert à base de soja • 2 comprimés de Chitosan Complex 1000®

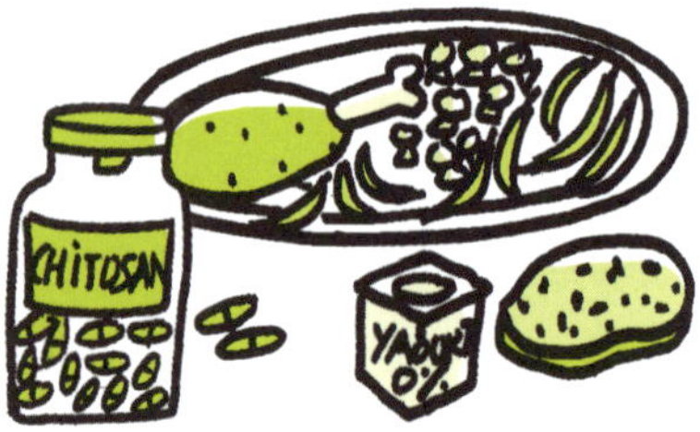

COLLATION DE L'APRÈS-MIDI

1 bol de thé • 1 fruit frais • 2 gélules d'ananas

DÎNER

1 salade composée : 100 g de thon en boîte, 2 blancs d'œuf cuits, maïs, salade verte, tomates, olives noires • 2 comprimés de Chitosan Complex 1000® • 1 gélule de fucus

AU COUCHER (facultatif !)

1 bol de thé • 1 laitage maigre ou 1 dessert à base de soja

JOUR 14

PETIT DÉJEUNER

1 bol de thé • 1 bol de lait • 1 fruit frais • 1 tranche de pain complet • 2 capsules d'Adi Pill®

COLLATION DU MATIN

1 bol de thé • 1 gélule de fucus

DÉJEUNER

1 assiette de chili con carne • 1 laitage maigre ou 1 dessert à base de soja • 2 comprimés de Chitosan Complex 1000®

COLLATION DE L'APRÈS-MIDI

1 bol de thé • 1 fruit frais • 2 gélules d'ananas

DÎNER

1 purée de brocolis • 1 pavé de saumon • 1 tranche de pain complet • 2 comprimés de Chitosan Complex 1000® • 1 gélule de fucus

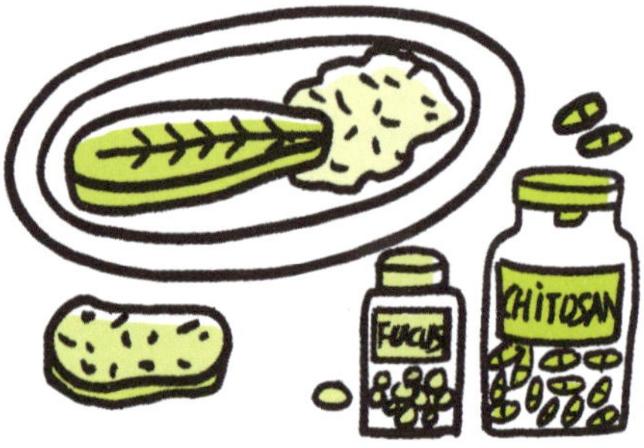

AU COUCHER (facultatif !)

1 bol de thé • 1 laitage maigre ou 1 dessert à base de soja

LA RECETTE DU 14E JOUR

CHILI CON CARNE

1 personne · 10 min · 25 min

111 KCAL
PAR PERSONNE

- 100 G DE HARICOTS ROUGES
- 1 OIGNON
- 2 C. À SOUPE DE MAÏS CUIT
- 1/2 POIVRON ROUGE
- 1 C. À SOUPE DE CONCENTRÉ DE TOMATES
- 2 TOMATES
- 1/2 CUILLERÉE À CAFÉ DE CHILI
  1 PINCÉE D'ORIGAN, DE CUMIN, DE PAPRIKA
- 80 G DE STEAK HACHÉ MAIGRE DE BŒUF
- 1 GOUSSE D'AIL

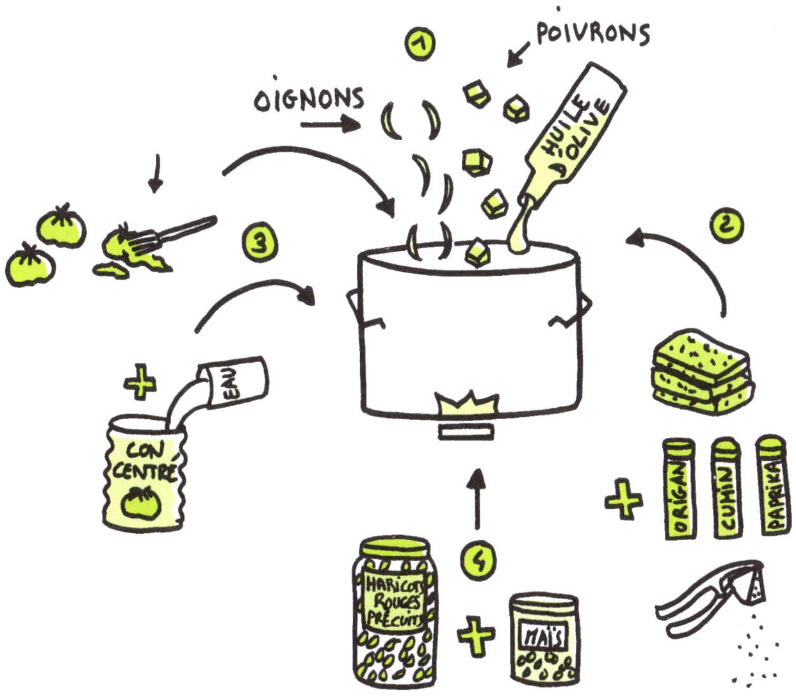

JOUR 15

PETIT DÉJEUNER

1 bol de thé • 1 bol de lait • 1 fruit frais • 1 tranche de pain complet • 2 capsules d'Adi Pill®

COLLATION DU MATIN

1 bol de thé • 1 gélule de fucus

DÉJEUNER

1 tranche de foie grillée • 1 bol de boulgour • 1 laitage maigre ou 1 dessert à base de soja • 2 comprimés de Chitosan Complex 1000®

COLLATION DE L'APRÈS-MIDI

1 bol de thé • 1 fruit frais • 2 gélules d'ananas

DÎNER

1 bol de soupe • 1 filet de poisson • 2 comprimés de Chitosan Complex 1000® • 1 gélule de fucus

AU COUCHER (facultatif !)

1 bol de thé • 1 laitage maigre ou 1 dessert à base de soja

JOUR 16

PETIT DÉJEUNER

1 bol de thé • 1 bol de lait • 1 fruit frais • 1 tranche de pain complet • 2 capsules d'Adi Pill® du laboratoire Orsinia®

COLLATION DU MATIN

1 bol de thé • 1 gélule de fucus

DÉJEUNER

4 cuillérées à soupe de purée de céleri ou de pommes de terre • 1 tranche de rosbif maigre • 1 bol de boulgour • 1 laitage maigre ou 1 dessert à base de soja • 2 comprimés de Chitosan Complex 1000® des laboratoires Oligocaps®

COLLATION DE L'APRÈS-MIDI

1 bol de thé • 1 fruit frais • 2 gélules d'ananas

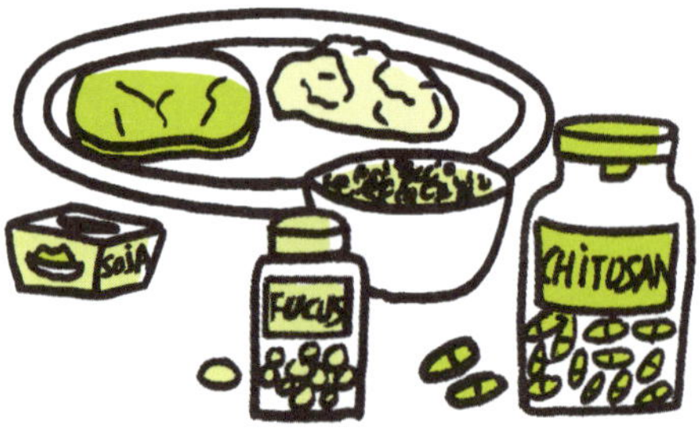

DÎNER

1 salade composée • 1 tranche de saumon fumé • 1 blini • 2 comprimés de Chitosan Complex 1000® des laboratoires Oligocaps® • 1 gélule de fucus

AU COUCHER (facultatif !)

1 bol de thé • 1 laitage maigre ou 1 dessert à base de soja

NE VOUS DÉCOURAGEZ PAS !

NE VOUS PESEZ PAS TOUS LES JOURS,

ce n'est pas ce qui vous fera maigrir plus vite, au contraire ! Votre poids peut stagner pendant deux ou trois jours parce que, par exemple, vous allez avoir vos règles et que vous êtes sujette à la rétention d'eau. Vous risquez de vous énerver, d'abandonner votre régime de manière anticipée, et de reprendre les kilos perdus ! Oubliez donc votre balance encore quelques jours...

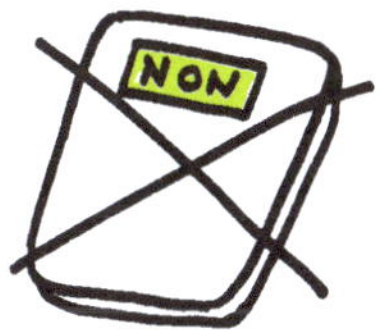

N'OUBLIEZ PAS... DE FAIRE DU SPORT.

Même si vous n'avez pas le temps, trouvez une astuce pour gesticuler : boudez les ascenseurs, le métro, le bus, adonnez-vous au grand nettoyage de printemps, astreignez-vous à dix minutes de gym express par jour... Le fait d'augmenter votre masse musculaire vous permettra de vous raffermir et de brûler davantage de calories, même au repos.

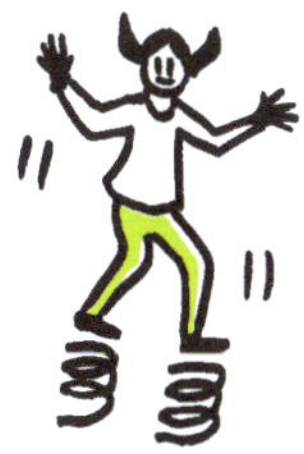

PRÉFÉREZ LES CHAMPIGNONS SHIITAKE

pour faire baisser le mauvais cholestérol et pour les vitamines, les sels minéraux, les oligo-éléments, les antioxydants. Si vous n'en trouvez pas, prenez des champignons de Paris.

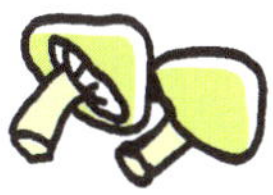

N'ABUSEZ PAS DU SAUMON FUMÉ

Il n'est pas plus gras que le saumon frais ; toutefois, sa haute teneur en sel peut avoir tendance à favoriser la rétention d'eau.

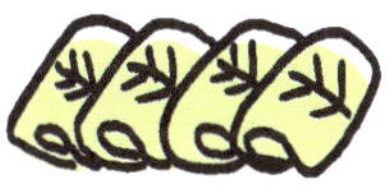

JOUR 17

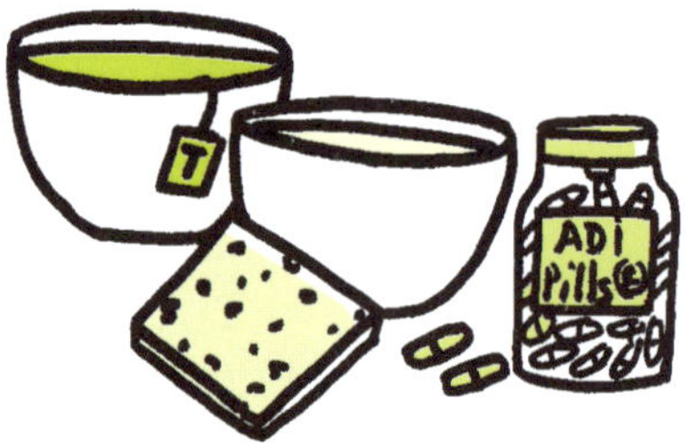

PETIT DÉJEUNER

1 bol de thé • 1 bol de lait • 1 fruit frais • 1 tranche de pain complet • 2 capsules d'Adi Pill®

COLLATION DU MATIN

1 bol de thé • 1 gélule de fucus

DÉJEUNER

1 assiette d'asperges aux herbes • 2 tranches de jambon blanc dégraissé • 1 bol de boulgour • 1 laitage maigre ou 1 dessert à base de soja • 2 comprimés de Chitosan Complex 1000®

COLLATION DE L'APRÈS-MIDI

1 bol de thé • 1 fruit frais • 2 gélules d'ananas

DÎNER

1 artichaut assaisonné • 1 filet de poisson poché • 1 blini • 2 comprimés de Chitosan Complex 1000® • 1 gélule de fucus

AU COUCHER (facultatif !)

1 bol de thé • 1 laitage maigre ou 1 dessert à base de soja

JOUR 18

PETIT DÉJEUNER

1 bol de thé • 1 bol de lait • 1 fruit frais • 1 tranche de pain complet • 2 capsules d'Adi Pill®

COLLATION DU MATIN

1 bol de thé • 1 gélule de fucus

DÉJEUNER

4 cuillérées à soupe de coquillettes • 1 steak haché maigre • 1 laitage maigre ou 1 dessert à base de soja • 2 comprimés de Chitosan Complex 1000®

COLLATION DE L'APRÈS-MIDI

1 bol de thé • 1 fruit frais • 2 gélules d'ananas

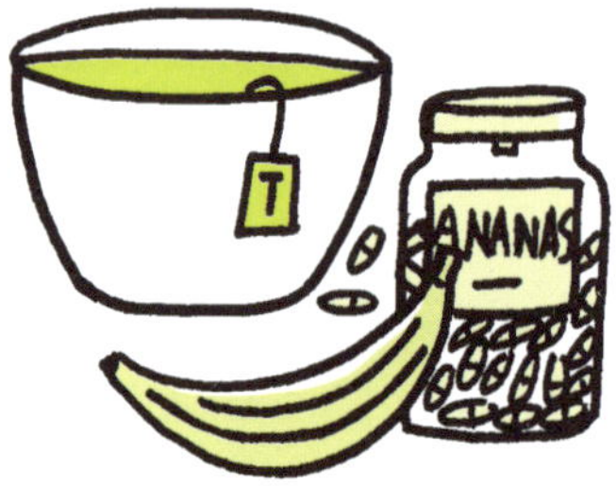

DÎNER

1 salade composée : tomates, salade vertes, dés de tofu, blancs d'œuf, maïs, poivrons, carottes • 1 tranche de pain complet • 2 comprimés de Chitosan Complex 1000® • 1 gélule de fucus

AU COUCHER (facultatif !)

1 bol de thé • 1 laitage maigre ou 1 dessert à base de soja

RECETTE DU 17E JOUR

SALADE D'ASPERGES

4 personnes · 30 min · 20 min

127 KCAL
PAR PERSONNE

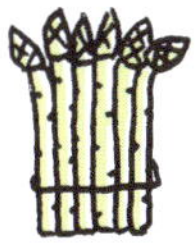

500 G D'ASPERGES FRAÎCHES

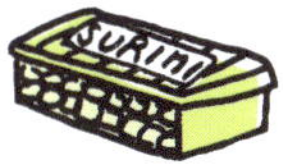

250 G DE SURIMI

1 SALADE

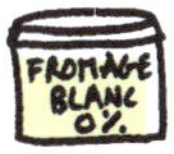

100 G DE FROMAGE BLANC MAIGRE

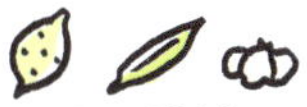

1 CITRON,
1 ÉCHALOTE,
2 GOUSSES D'AIL

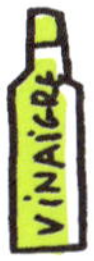

VINAIGRE

ESTRAGON

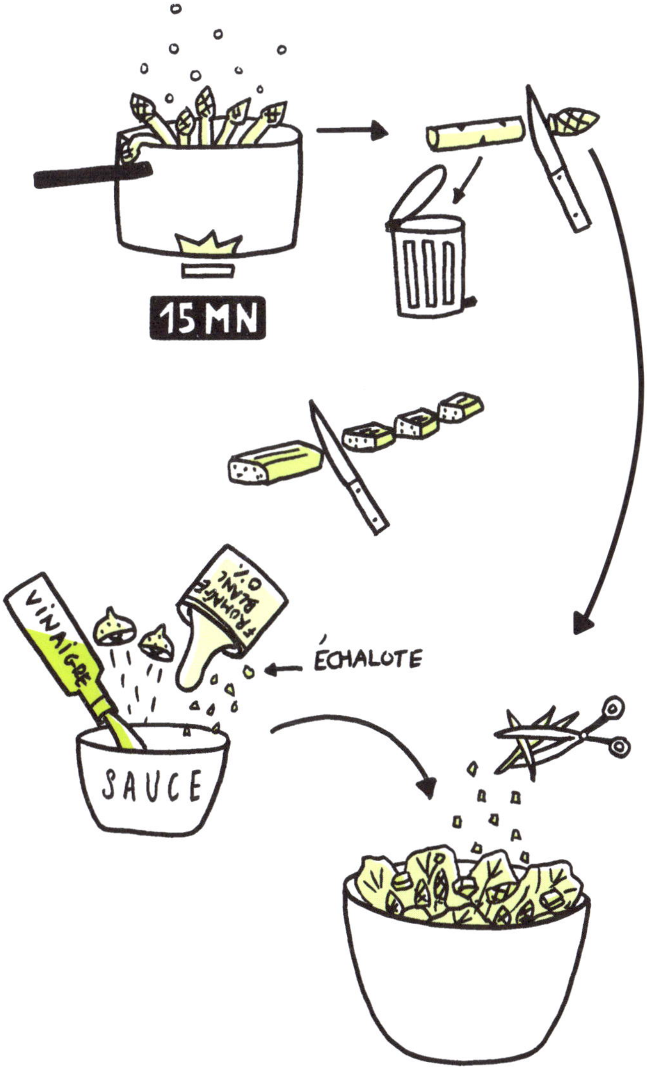

JOUR 19

PETIT DÉJEUNER

1 bol de thé • 1 bol de lait • 1 fruit frais • 1 tranche de pain complet • 2 capsules d'Adi Pill®

COLLATION DU MATIN

1 bol de thé • 1 gélule de fucus

DÉJEUNER

4 cuillérées à soupe de millet cuit • 1 pavé de saumon • 1 laitage maigre ou 1 dessert à base de soja • 2 comprimés de Chitosan Complex 1000®

COLLATION DE L'APRÈS-MIDI

1 bol de thé • 1 fruit frais • 2 gélules d'ananas

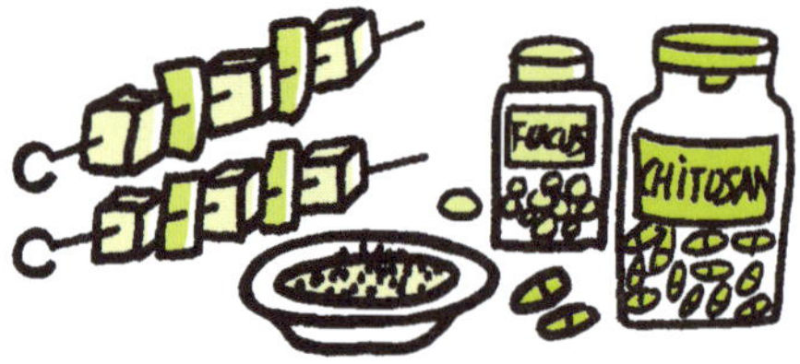

DÎNER

4 cuillérées à soupe de blé complet • 2 brochettes : dés de colin, de poivrons, de tomates, de cubes d'ananas, de champignons • 2 comprimés de Chitosan Complex 1000® • 1 gélule de fucus

AU COUCHER (facultatif !)

1 bol de thé • 1 laitage maigre ou 1 dessert à base de soja

JOUR 20

PETIT DÉJEUNER

1 bol de thé • 1 bol de lait • 1 fruit frais • 1 tranche de pain complet • 2 capsules d'Adi Pill®

COLLATION DU MATIN

1 bol de thé • 1 gélule de fucus

DÉJEUNER

1 assiette de poireaux braisés • 1 pièce de bœuf maigre • 1 tranche de pain complet • 1 laitage maigre ou 1 dessert à base de soja • 2 comprimés de Chitosan Complex 1000®

COLLATION DE L'APRÈS-MIDI

1 bol de thé • 1 fruit frais • 2 gélules d'ananas

DÎNER

1 assiette de brocolis • 1 morceau de blanc de poulet froid • 1 tranche de pain complet • 2 comprimés de Chitosan Complex 1000® • 1 gélule de fucus

AU COUCHER (facultatif !)

1 bol de thé • 1 laitage maigre ou 1 dessert à base de soja

LA RECETTE DU 19E JOUR

POIVRONS FARCIS À LA SEMOULE DE BLÉ

4 personnes · 25 min · 1 h

194 KCAL PAR PERSONNE

- 4 POIVRONS ROUGES
- 300 G DE CHAMPIGNONS DE PARIS
- 200 G DE SEMOULE DE BLÉ COMPLÈTE
- 2 OIGNONS, 2 GOUSSES D'AIL
- 1/2 L DE BOUILLON DE LÉGUMES

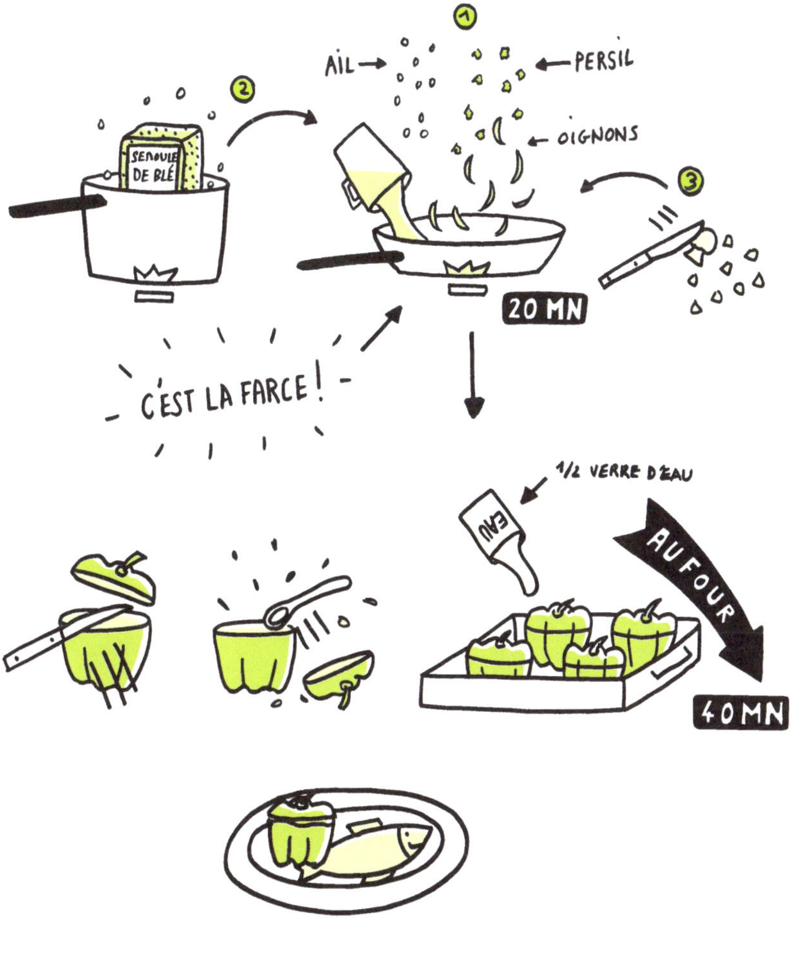

LA RECETTE DU 20E JOUR

RÔTI DE BŒUF AU VIN BLANC

4 personnes · 15 min · 2 h (dont 1 h de marinade)

223 KCAL PAR PERSONNE

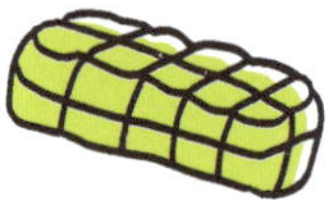

1 RÔTI DE BŒUF MAIGRE

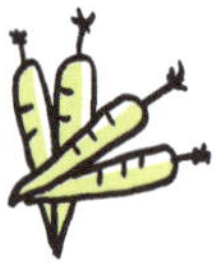

400 G DE CAROTTES

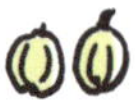

2 OIGNONS

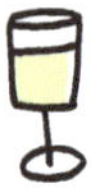

1 VERRE DE VIN BLANC SEC

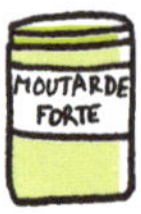

MOUTARDE FORTE

1 CITRON

1 YAOURT BRASSÉ MAIGRE

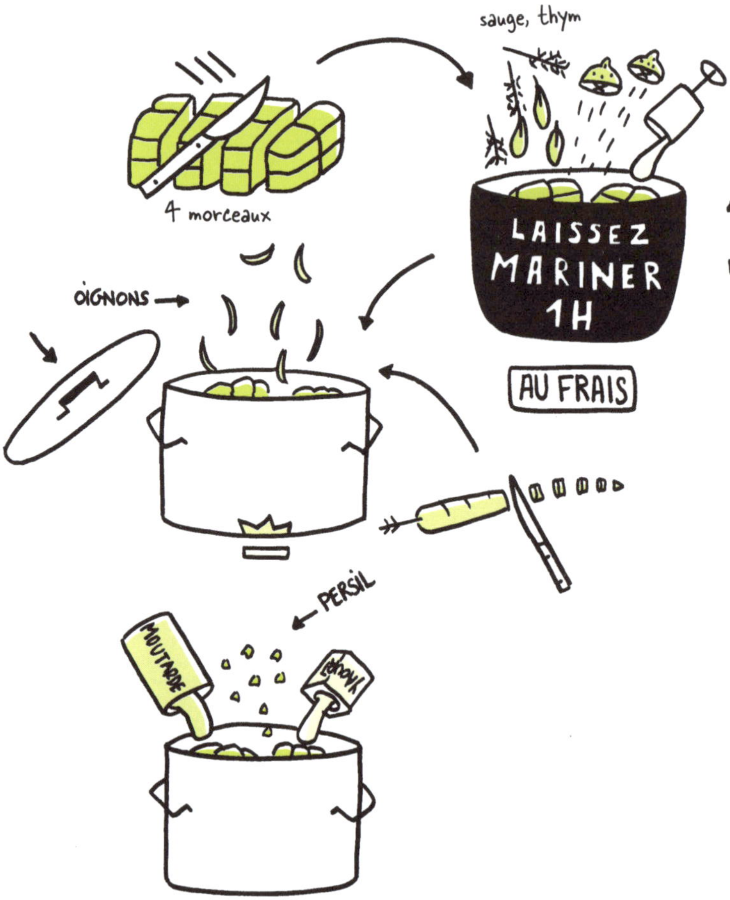

À CONSOMMER !

DES CRUCIFÈRES

Les crucifères (chou, chou rouge, chou de Bruxelles, brocolis…) ont la capacité de :

- réguler le métabolisme des sucres et des graisses ;
- lutter contre la rétention d'eau ;
- modérer l'appétit ;
- diminuer la mise en réserve des graisses ;
- exercer une action antioxydante ;
- éliminer d'office une partie des sucres et des graisses (effet « fibres »).

DES ASPERGES ET DES ARTICHAUTS

Ils ont la réputation d'être assez caloriques… En réalité, c'est la sauce qui les accompagne qui a la conséquence fâcheuse de multiplier par dix leur ration calorique modeste… Veillez donc à avoir la main légère pour l'assaisonnement.

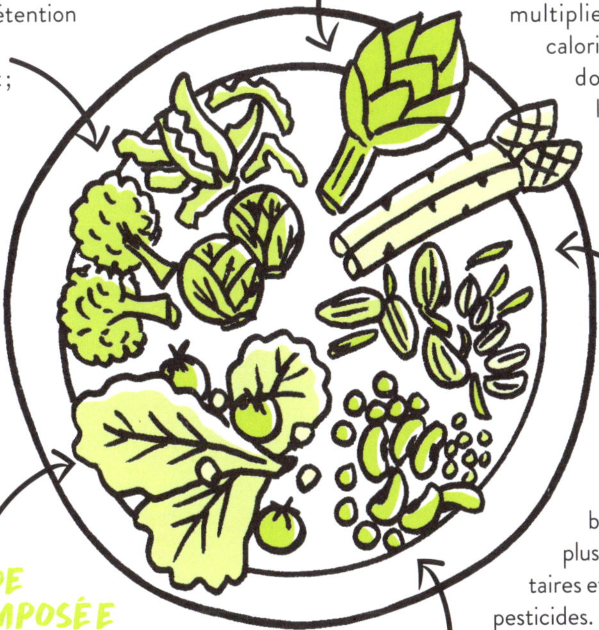

DES CÉRÉALES COMPLÈTES

Préférez les céréales issues de l'agriculture biologique : elles sont plus riches en fibres alimentaires et exemptes d'engrais et pesticides.

UNE GRANDE SALADE COMPOSÉE

Une salade composée d'une multitude d'aliments peu caloriques vous permettra de ravir vos papilles et de vous couper efficacement la faim. Encore une fois, attention à ne pas être trop généreux(se) avec l'assaisonnement.

LES SUCRES LENTS ET LES FIBRES ALIMENTAIRES

Contenus dans les céréales et légumineuses, ils permettent à la fois de piéger les graisses absorbées lors de votre alimentation et de vous rassasier plus longtemps. De plus, l'assimilation des protéines et des sucres lents demande à l'organisme de brûler davantage d'énergie que l'assimilation des lipides.

LE SPORT, VOTRE MEILLEUR ATOUT

1 POURQUOI FAIRE DU SPORT ?

Non seulement le sport fait brûler la graisse, mais il fait augmenter la masse musculaire, ce qui augmente le métabolisme de base : autrement dit, si vous êtes très musclé(e), votre organisme brûlera davantage de graisse même au repos, même en dormant. Le sport est donc votre meilleur atout pour garder la ligne durablement, même après le régime.

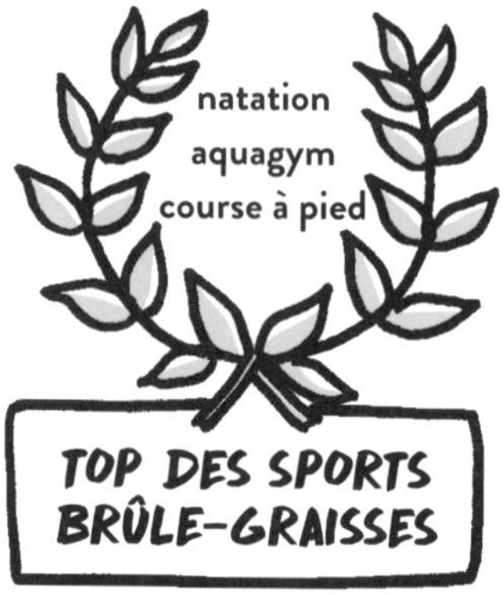

2 PLAISIR ET ENDURANCE

Privilégiez les sports d'endurance, demandant un effort moyen mais sur une période longue, mais alternez les activités pour ne pas vous lasser.

3 PRENEZ DES PROTÉINES

Vous pouvez vous supplémenter en protéines pour augmenter votre capital musculaire. Il existe les protéines pures présentées sous forme de poudre ou la L-Carnitine si vous êtes végétarien(ne).

- Vous perdez de la masse graisseuse
- Vous aurez un corps plus ferme
- Vous ne reprendrez pas de poids après le régime
- Vous gagnerez confiance en vous

LA NATATION

Le nombre de calories brûlées pour avancer dans l'eau est 4 fois supérieur au nombre de calories dépensées pour pratiquer une activité de course à pied. Le corps doit en effet dépenser de l'énergie pour lutter contre la résistance de l'eau, pour rester à la surface et avancer, mais aussi pour maintenir sa température à 37°C.
Pratiquez la brasse qui est idéale pour perdre du poids. Elle n'est pas excessivement fatigante et représente la « nage d'endurance » par excellence.

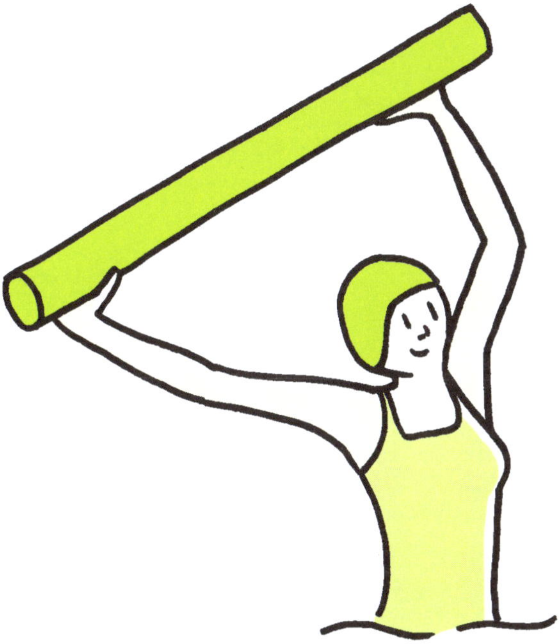

L'AQUAGYM

Comme les mouvements sont effectués dans l'eau, ils paraissent plus aisés à accomplir, mais sont plus efficaces. En outre, l'eau fraîche raffermit les chairs. On peut également se rendre compte en pratiquant l'aquagym que les autres personnes en maillot n'ont rien à voir avec les sylphides ou les apollons des magazines. Ainsi, on ne se ressent plus comme un cas isolé, mais comme une personne soucieuse de prendre – ou de reprendre – sa ligne et sa santé en main.

LA MARCHE À PIED

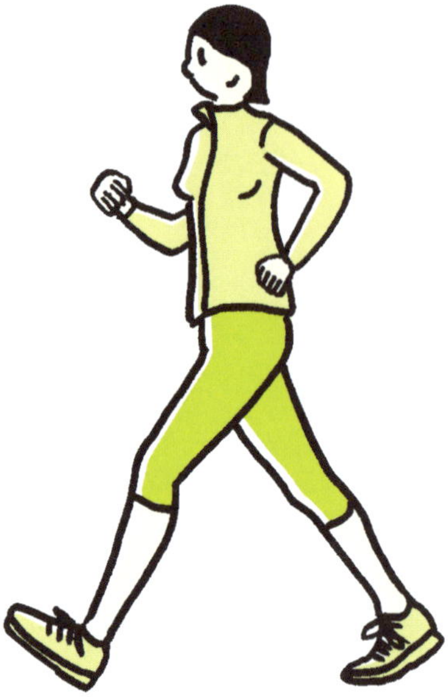

Inutile d'être un(e) athlète pour pratiquer quotidiennement une séance de marche. Ce sport qui n'en est pas vraiment un a l'avantage de pouvoir être pratiqué n'importe où !
Vous n'avez pas pratiqué d'activité sportive depuis des années et souhaitez reprendre progressivement ? Commencez par une petite marche 15 minutes par jour, puis passez à 30, puis à 45 minutes. Vous pouvez ensuite, pourquoi pas, enchaîner avec un sport plus intensif comme le jogging.

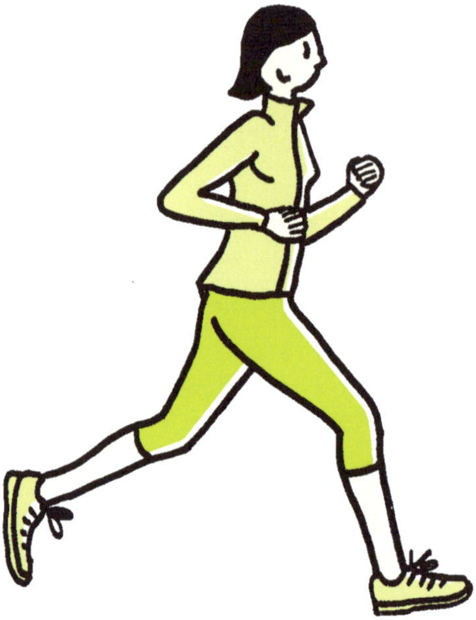

LA COURSE À PIED

Pratiquez le jogging avec toujours le même souci de maintenir un effort peu intense mais sur une période relativement longue (plus de 30 minutes).
Lors de vos premiers entraînements, vous ne tiendrez peut-être pas plus de 5 ou 10 minutes, mais cela n'a pas d'importance. Petit à petit, vous vous habituerez et vous courrez de plus en plus longtemps sans vous arrêter.
Courez à votre rythme, par petites foulées, avec de bonnes chaussures pour éviter les microtraumatismes au niveau des articulations des chevilles et des genoux. Surveillez votre pouls et votre respiration, surtout si vous êtes peu ou pas entraîné(e).

COMMENT TRICHER AVEC SOI-MÊME

Vous ne faites pas de sport ? Si rien que l'idée de pratiquer une activité sportive vous rebute, c'est bien dommage car vous savez désormais que le fait de développer votre masse musculaire augmente votre métabolisme de repos et vous permettra de brûler naturellement davantage de graisse. Néanmoins, vous pouvez gagner ou plutôt dépenser quelques calories supplémentaires en rusant avec vous-même.

1 Offrez-vous ou faites-vous offrir un vélo d'appartement pour que, même par mauvais temps, vous puissiez pratiquer une activité sportive.

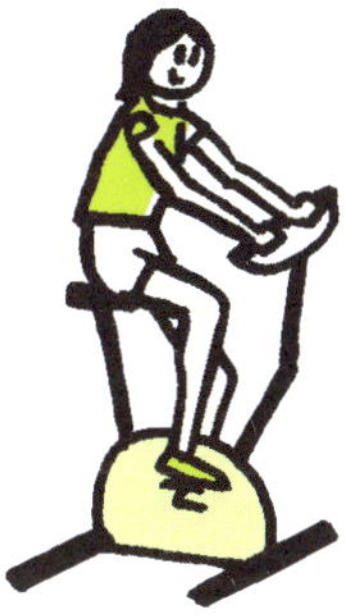

2

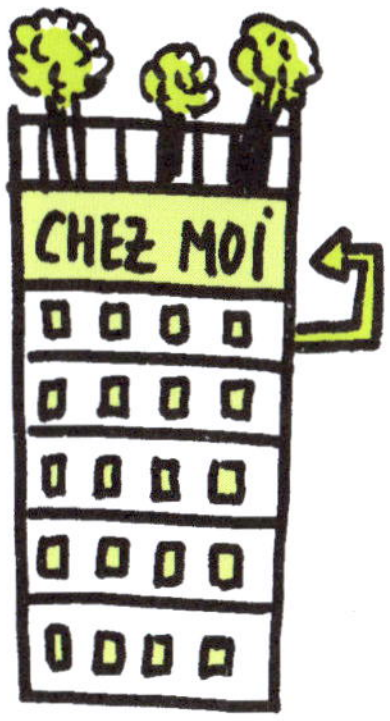

Troquez votre studio au rez-de-jardin contre un F2 terrasse au sixième étage sans ascenseur.

3 Laissez votre voiture au garage, sauf cas de force majeure.

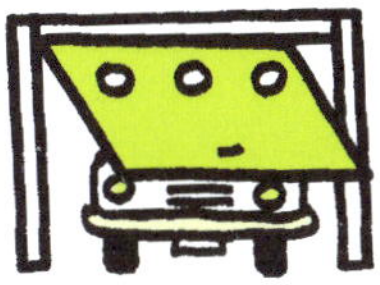

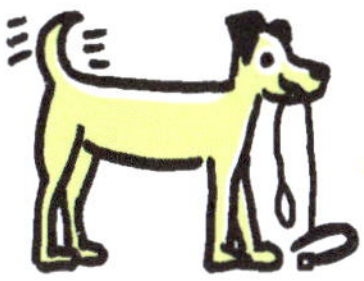

4 Prenez un chien… et sortez-le trois fois par jour.

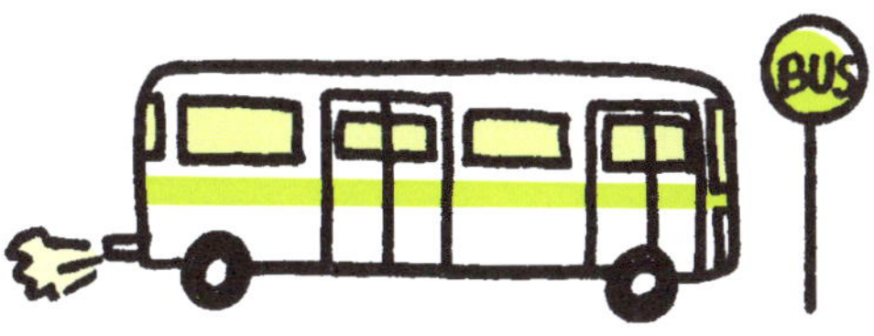

5 Quand vous prenez les transports en commun, descendez une station avant votre arrêt final… et marchez !

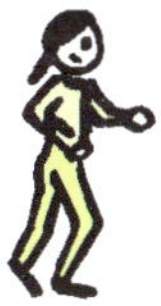

PAS DE RÉGIME SANS SPORT

FAITES FONDRE LA GRAISSE UNE BONNE FOIS POUR TOUTES

Le sport augmente la proportion de la masse musculaire dont l'entretien demande de brûler beaucoup d'énergie (même au repos, même en dormant). C'est pourquoi les personnes musclées brûlent plus de calories que les personnes de même poids peu musclées. Si vous faites un régime sans faire de sport, vous allez faire fondre la masse musculaire mais pas le gras.

RÉDUISEZ LE MAUVAIS CHOLESTÉROL

Le sport a aussi la vertu d'augmenter le bon cholestérol et de réduire le mauvais ; il favorise la pénétration du sucre dans le tissu musculaire, où il sera utilisé durant l'effort physique.

PRENEZ CONFIANCE EN VOUS

Pratiquer un sport permet de nous réconcilier avec « l'enveloppe trop grande » qui nous sert de corps. La confiance en soi s'accroît, d'autant plus si les résultats, tant sur la balance que lors des performances physiques, sont encourageants.
Pratiquer un sport requiert aussi de l'autodiscipline, toujours satisfaisante pour l'ego. En fréquentant des clubs, des salles, des stades, vous allez rencontrer d'autres personnes, sportives ou peu sportives, comme vous. Quant aux sports d'équipe, ils permettent de reprendre contact avec les autres et avec soi-même, ce qui fait souvent défaut à la personne peu sûre d'elle.

QUE DEVIENT L'ÉNERGIE ABSORBÉE EN MANGEANT ?

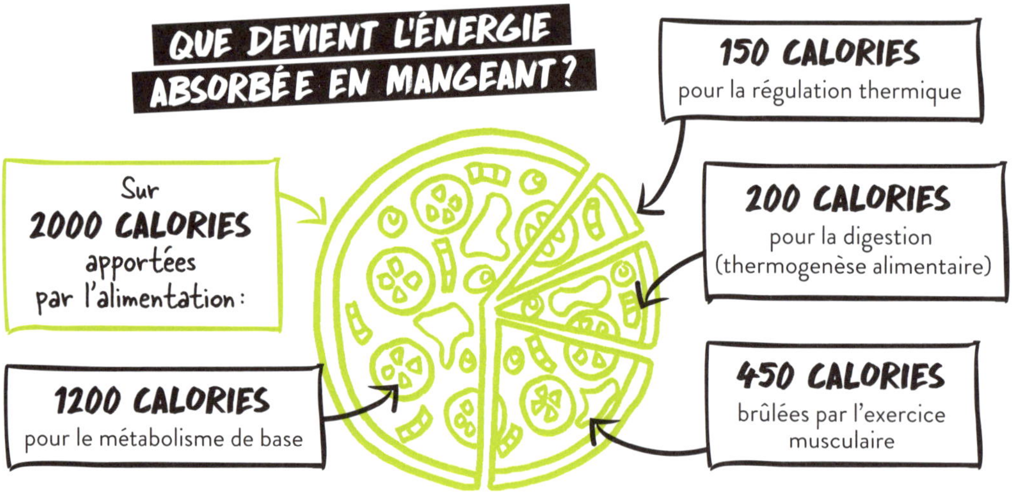

LE CYCLISME

Il développe et entretient la musculature, notamment celle du bas du corps, et peut se pratiquer à la ville comme à la campagne. Il est recommandé aux sujets un peu ronds car une partie du poids du corps est « portée » par le vélo, soulageant ainsi les articulations. Attention aux tendinites et aux traumatismes au niveau du sacrum et du coccyx. L'hiver, vous pouvez remplacer les balades en forêt par une heure de vélo d'appartement.

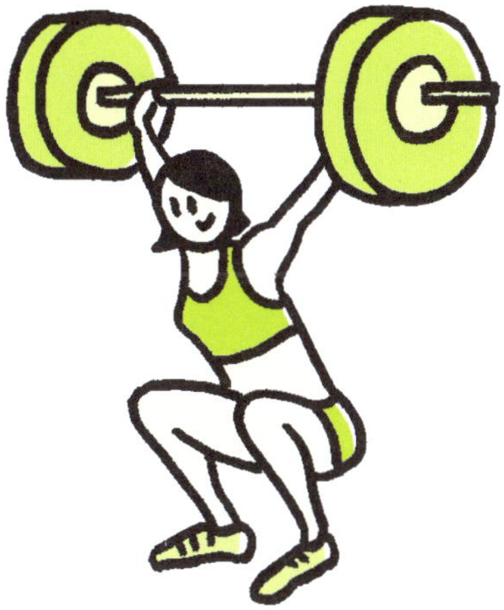

LA GYM DOUCE

Vous êtes fâché(e) avec le sport ? La gymnastique douce est faite pour vous ! Des mouvements simples, souples mais amples, sur un temps relativement long pour qu'il puisse y avoir diminution de la masse adipeuse, sont essentiels pour une amélioration générale de la silhouette. Après quelques mois d'entraînement, vous pourrez remplacer la gym douce par de la gym moins douce, faisant davantage travailler l'ensemble de la musculature.

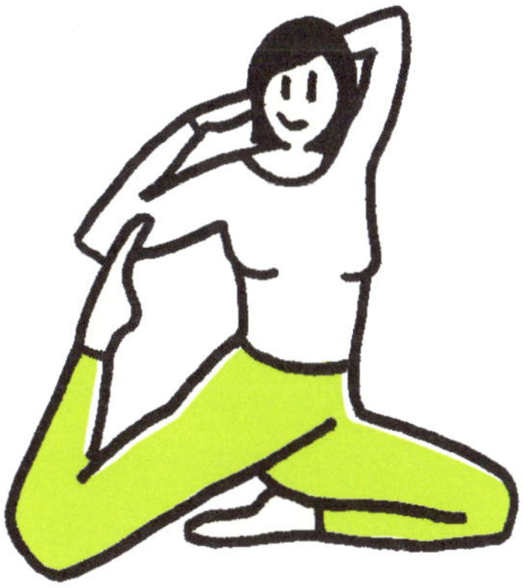

LA MUSCU EN SALLE

Elle permet d'augmenter le volume de la masse musculaire, et donc de brûler plus de calories car on sait que les muscles demandent beaucoup plus d'énergie que la masse adipeuse. De plus, elle remodèle rapidement la silhouette. Après 1 à 2 mois de travail régulier en salle, les résultats sont déjà au rendez-vous. Impératif : un professeur doit être présent en permanence dans la salle pour vous apprendre les bons gestes et élaborer un programme personnalisé de musculation.

LE MOT D'ORDRE : AU MOINS 30 MINUTES

Imaginez que vous pratiquiez la marche à pied rapide durant 30 minutes : vous brûlerez 135 calories. Dans le cas où vous pratiquez cet exercice à raison d'une seule fois par semaine, il est évident que ce n'est pas grâce à ce petit effort que vous perdrez du poids.

PRATIQUEZ TOUS LES JOURS

C'est après 30 minutes d'affilée d'activité physique que le corps, ayant épuisé ses réserves de glycogène stockées dans les muscles, commence à puiser dans la masse grasse l'énergie qui lui fait défaut. Mieux vaut pratiquer une activité sportive à raison de 2 à 3 fois par semaine, sur une durée de 30 minutes à 45 minutes à chaque fois, plutôt que 10 minutes chaque jour. Mais... mieux vaut pratiquer 10 minutes par jour que pas du tout ! Par exemple, faire de la gymnastique au sol 10 minutes par jour développe malgré tout la masse musculaire car elle a besoin d'être entretenue.
Si vous vous astreignez à faire 30 minutes de sport à raison de 3 fois par semaine, cela vous permettra d'accroître votre masse musculaire, de diminuer votre masse grasse et de brûler, au repos, davantage de calories.

COMMENT VOUS Y TENIR ?

Alternez les activités sportives tout au long de la semaine pour développer des muscles différents et pour ne pas vous lasser au fil du temps, car, une fois que vous avez fini le régime brûle-graisse, vous devrez continuer à faire du sport !

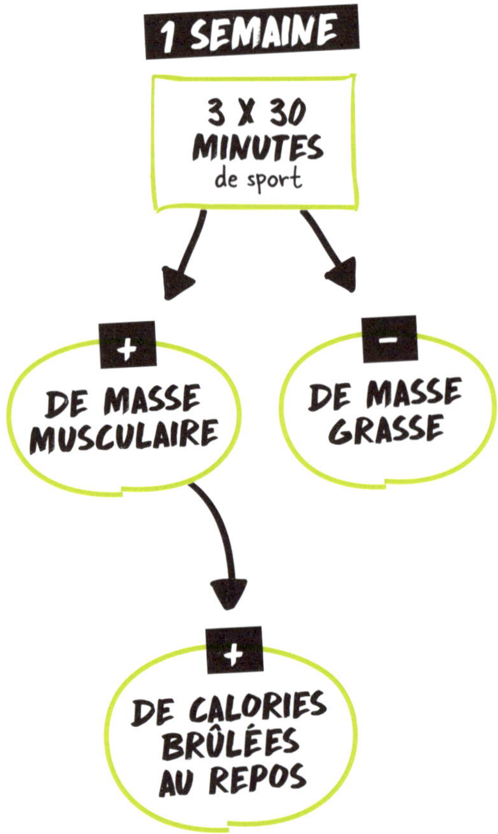

MON PLANNING DU MOIS DE ______

SEMAINE 1

LUNDI ______ ______
MARDI ______ ______
MERCREDI ______ ______
JEUDI ______ ______
VENDREDI ______ ______
SAMEDI ______ ______
DIMANCHE ______ ______

SEMAINE 2

LUNDI ______ ______
MARDI ______ ______
MERCREDI ______ ______
JEUDI ______ ______
VENDREDI ______ ______
SAMEDI ______ ______
DIMANCHE ______ ______

SEMAINE 3

LUNDI ______ ______
MARDI ______ ______
MERCREDI ______ ______
JEUDI ______ ______
VENDREDI ______ ______
SAMEDI ______ ______
DIMANCHE ______ ______

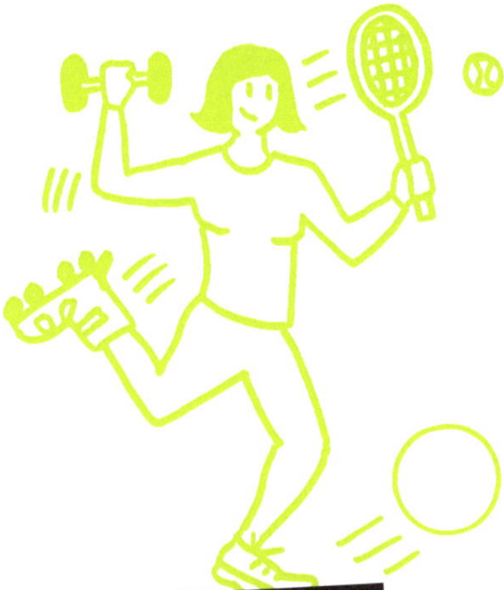

SEMAINE 4

LUNDI ______ ______
MARDI ______ ______
MERCREDI ______ ______
JEUDI ______ ______
VENDREDI ______ ______
SAMEDI ______ ______
DIMANCHE ______ ______

SEMAINE 5

LUNDI ______ ______
MARDI ______ ______
MERCREDI ______ ______
JEUDI ______ ______
VENDREDI ______ ______
SAMEDI ______ ______
DIMANCHE ______ ______

À VOUS DE JOUER !

QUELQUES CONSEILS

Après votre régime, **continuez à manger de manière équilibrée** grâce aux conseils délivrés tout au long de ce livre, et **continuez une activité sportive très régulière**. Ce sont vos meilleurs atouts pour garder la ligne !

CONTINUEZ À LIMITER VOS APPORTS EN LIPIDES,

notamment en lipides saturés (ceux qu'on trouve dans la viande, les laitages entiers, le beurre, la crème...).

PERMETTEZ-VOUS UN REPAS NORMAL DE TEMPS EN TEMPS,

sans complexer : dans ces circonstances, absorbez lors du repas 2 comprimés de chitosan et mangez léger lors des repas suivants.

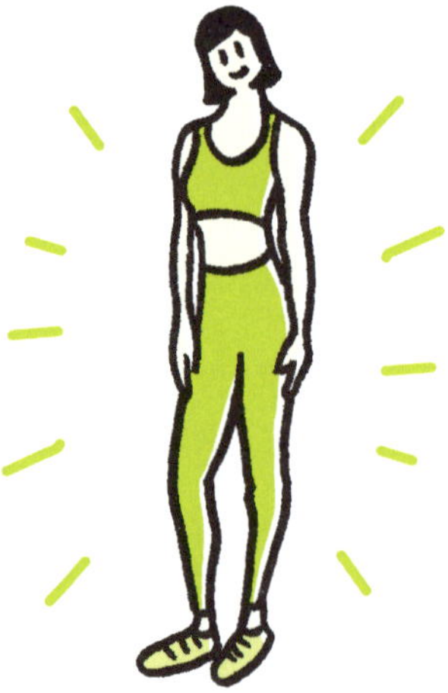

BOUGEZ, BOUGEZ !

Vous conserverez et développerez votre capital musculaire et vous brûlerez davantage d'énergie même au repos, même en dormant.

SURVEILLEZ VOTRE POIDS,

mais sans en faire une obsession : le fait de vous peser une fois par semaine est largement suffisant. Réagissez à la moindre reprise de poids afin de ne pas vous laisser gagner par la graisse : si besoin est, adoptez à nouveau pour 20 jours notre régime brûle-graisses.

EN CAS DE FRINGALE

mangez un fruit, un laitage maigre, ou une tranche de pain complet, accompagné d'un grand verre d'eau.

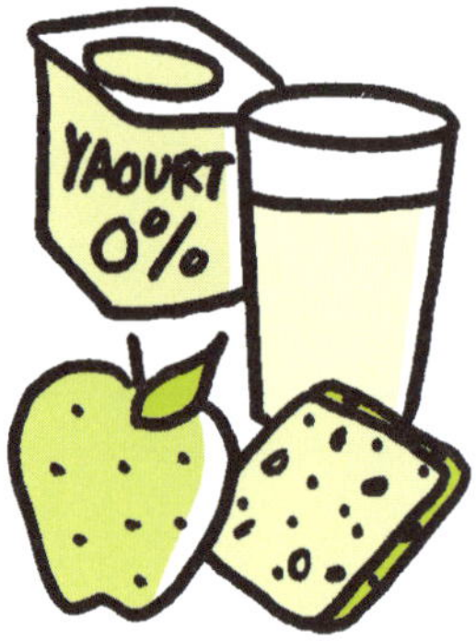

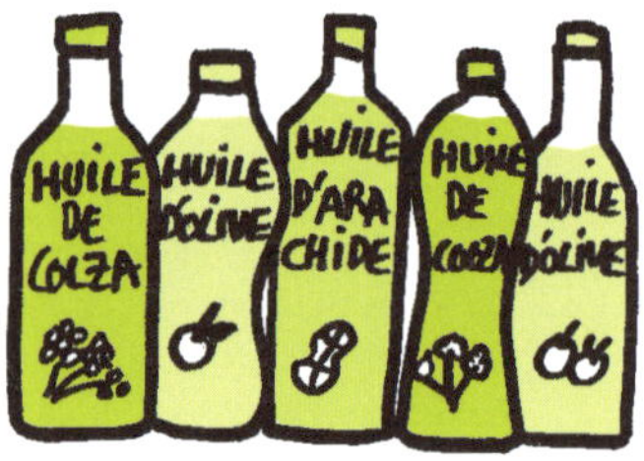

RENONCEZ À LA CUISSON AU BEURRE ET AU SAINDOUX

Les huiles d'olive, de colza et d'arachide sont parmi les meilleures pour la santé.

POUR NE PAS REGROSSIR

CONSOMMEZ DES FIBRES ALIMENTAIRES : elles ont la capacité de piéger une partie des graisses et des sucres et d'empêcher leur assimilation par l'organisme ; on les trouve dans les fruits, légumes, céréales et légumineuses.

VOTRE CORPS A DES BESOINS

Respectez-les, et vous resterez longtemps en forme tout en conservant la ligne.

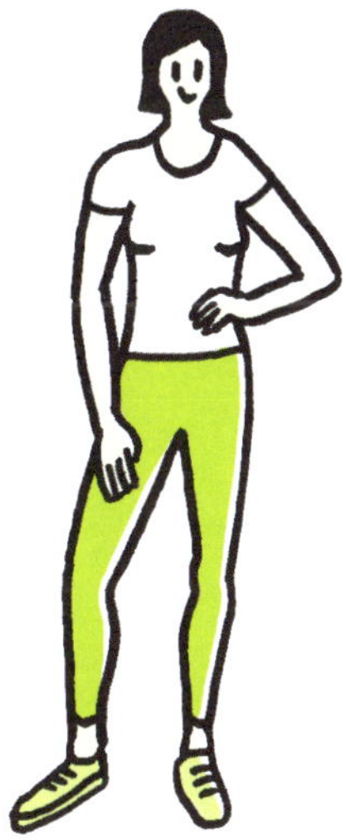

NE RENONCEZ PAS AU THÉ VERT : outre sa capacité à éliminer les graisses et à faire baisser le taux de mauvais cholestérol, il est gorgé d'antioxydants, ces substances qui permettent de retarder le processus de vieillissement et d'empêcher l'apparition de certaines maladies dégénératives.

CONTINUEZ À BOIRE SUFFISAMMENT

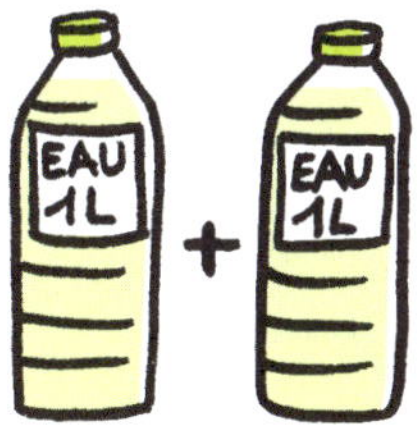

au moins 1,5 à 2 litres d'eau par jour.

GARDEZ L'HABITUDE DE CONSOMMER DU POISSON : c'est un aliment maigre, riche en protéines, et permettant de lutter contre l'apparition de nombreuses maladies cardio-vasculaires.

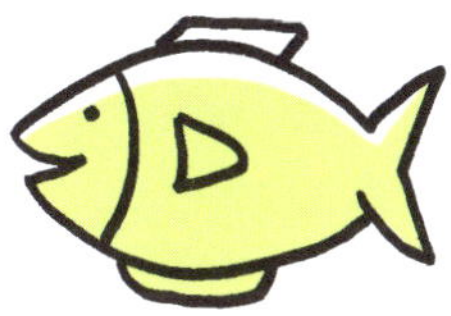

RENONCEZ À TOUT CE QUI EST MAUVAIS POUR VOTRE LIGNE et pour votre corps : fast-food, friandises, barres chocolatées, desserts tout préparés, plats tout préparés (ils sont généralement gorgés de lipides et d'additifs), biscuits apéritifs…

⇨ ZÉRO BLABLA, ÇA VOUS PARLE ?

RETROUVEZ DANS LA MÊME COLLECTION

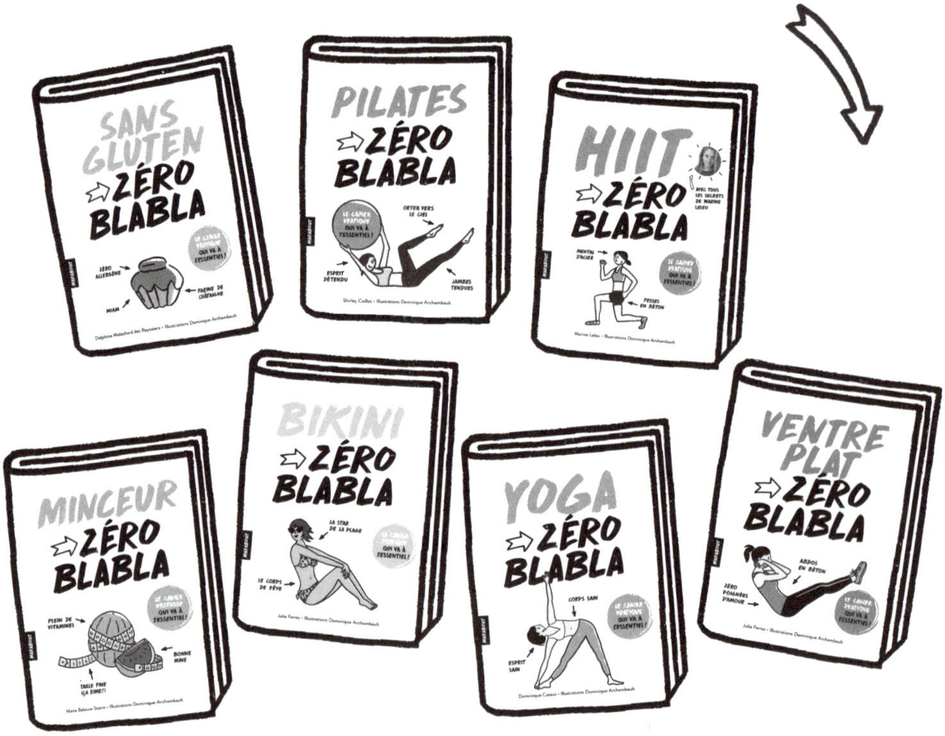

MARABOUT
s'engage pour l'environnement en réduisant l'empreinte carbone de ses livres.
Celle de cet exemplaire est de :
500 g éq. CO_2
Rendez-vous sur www.marabout-durable.fr

PAPIER À BASE DE FIBRES CERTIFIÉES

Achevé d'imprimer en mars 2017, sur les presses de Macrolibros en Espagne pour le compte des Éditions Marabout (Hachette Livre), 58 rue Jean Bleuzen Vanves Cedex.
Dépôt légal : avril 2017 – 4076385 – 978-2-501-12189-7